Hoppe

Keine Angst vorm Fasten

AF902204

Liebe Leserin, lieber Leser,

hat Ihnen dieses Buch weitergeholfen? Für Anregungen, Kritik, aber auch für Lob sind wir offen.
So können wir in Zukunft noch besser auf Ihre Wünsche eingehen.
Schreiben Sie uns, denn Ihre Meinung zählt!

Ihr TRIAS Verlag

kundenservice.thieme.de | Lektorat TRIAS Verlag, Postfach 30 05 04, 70445 Stuttgart

/trias.tut.mir.gut /trias_verlag /triasverlag www.trias-verlag.de/newsletter

Dr. rer. pol. Gabriela Hoppe

Keine Angst vorm Fasten

Schonendes Heilfasten ohne Heißhunger, Schwindel, Kopfschmerzen & Co.
Schritt für Schritt zum Fastenerfolg

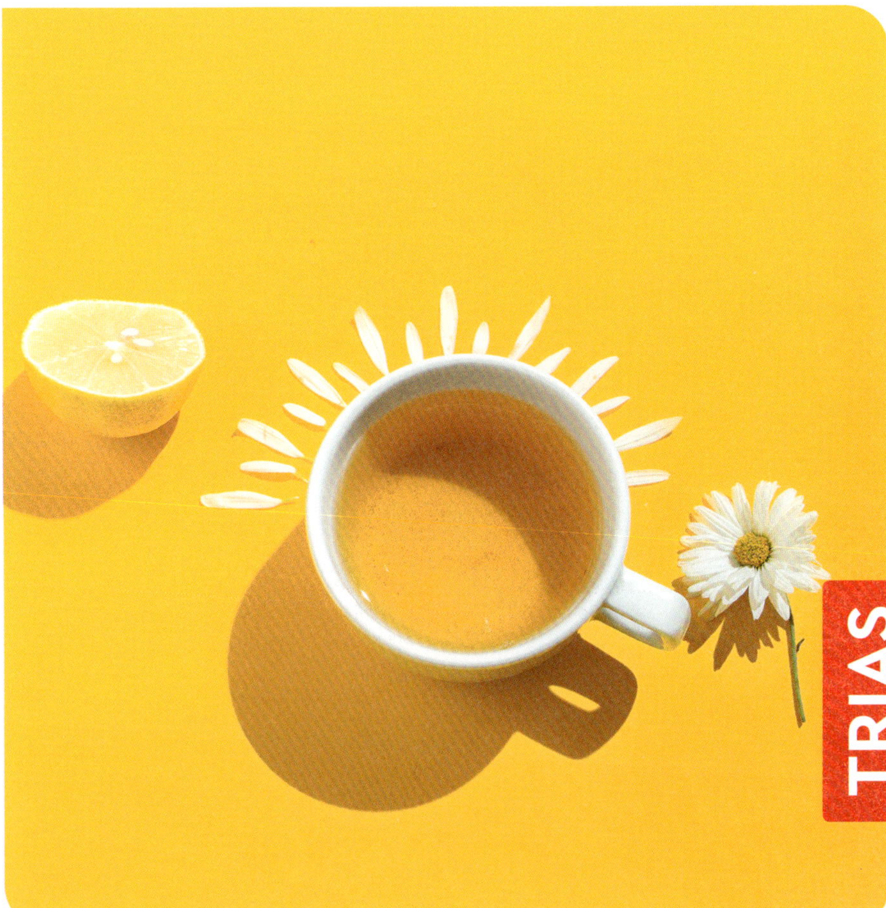

TRIAS

© Olena/stock.adobe.com

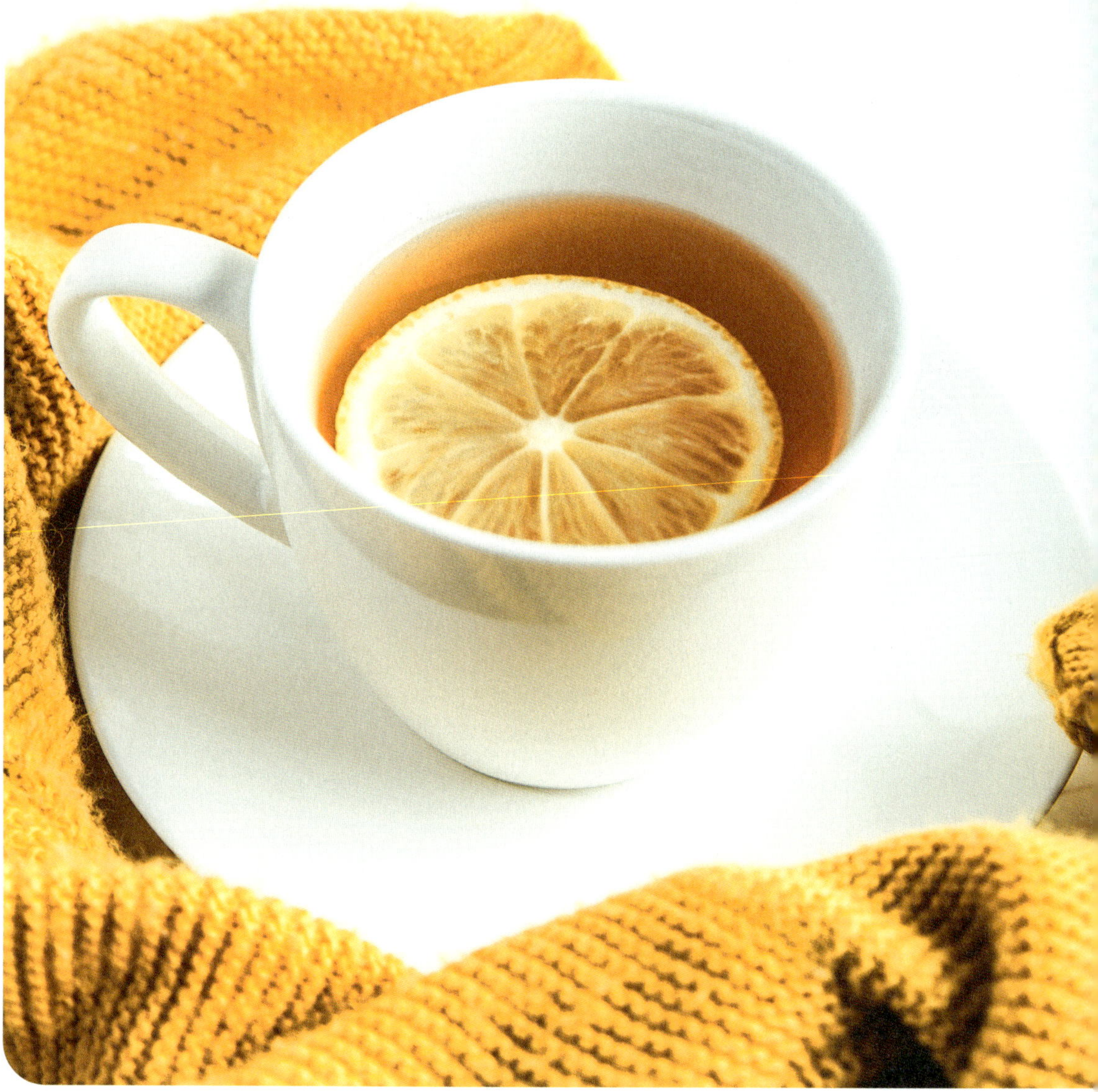

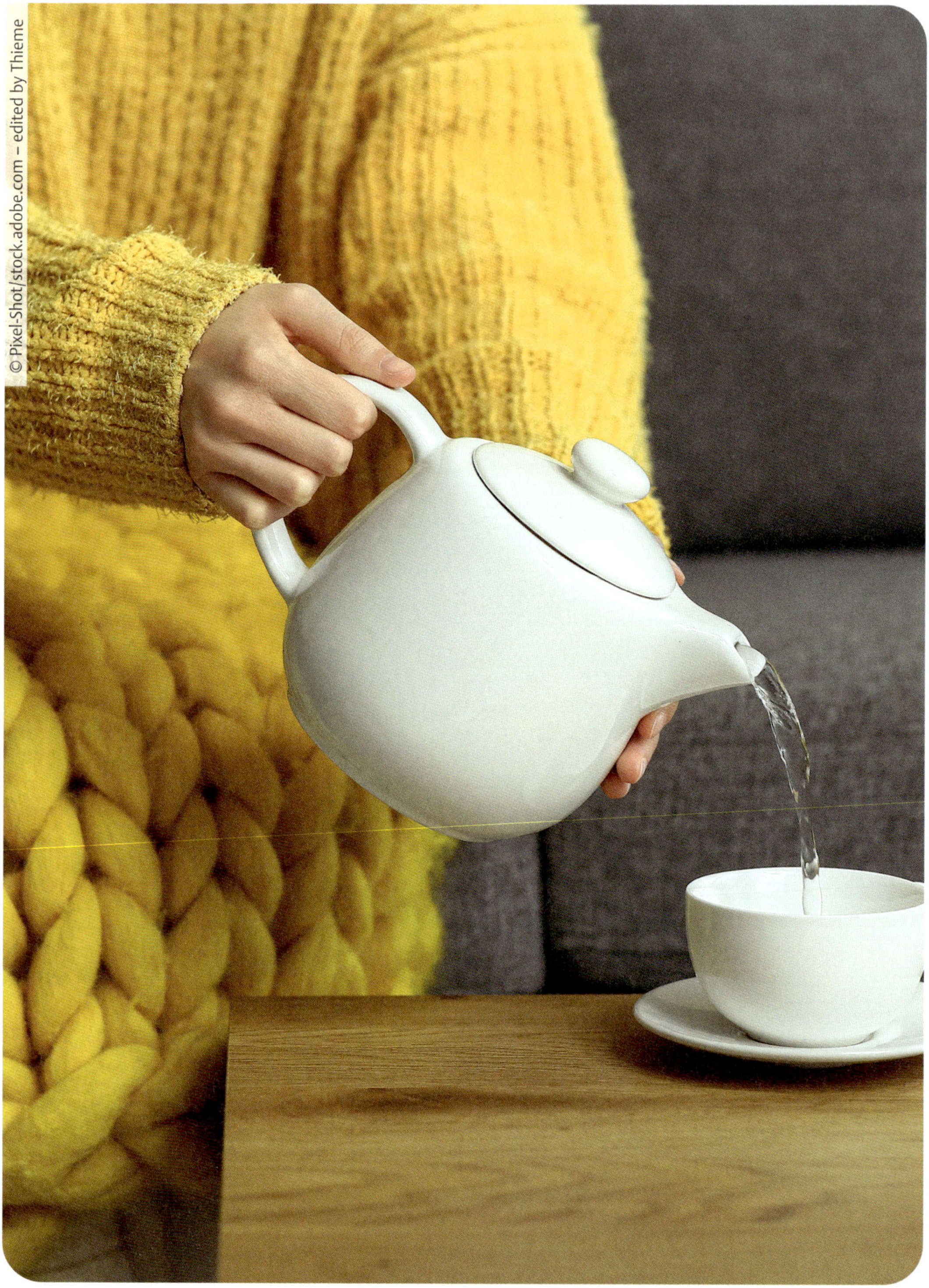
© Pixel-Shot/stock.adobe.com – edited by Thieme

Liebe Leserinnern und Leser,

jede*r kann fasten. Zufrieden und mit Wohlgefühl. Von diesem Grundsatz bin ich aus guten Gründen fest überzeugt.

Als ganzheitlich regulationsmedizinisch arbeitende Heilpraktikerin mit Fokus auf Darmgesundheit, Stoffwechsel, Ernährung, Allergien und Unverträglichkeiten kam ich an dem Thema nicht vorbei. Schließlich sind Ernährungs- und Fastentherapie zentrale naturheilkundliche Therapieverfahren.

Fastenkrisen werden oft direkt thematisiert, wenn man Menschen zu ihren Fastenerfahrungen befragt. Viele hält die Angst vor Fastenkrisen davon ab, diese gesundheitsfördernde Erfahrung zu durchleben.

Meine Erkenntnisse zum Thema »Fastenkrisen vermeiden« habe ich auch an mir selbst auf Herz und Nieren geprüft. Die Ergebnisse waren erstaunlich bis verblüffend: Seitdem ich die für mich geeigneten und sinnvollen Maßnahmen ergreife, erlebe ich entspannte und krisenfreie Fastentage – die Schreckensszenarien sind Vergangenheit und ich kann die Potenziale der Fastenzeit voll und ganz nutzen und genießen!

Mein Ziel ist es, dass auch du von der wundervollen Methode Heilfasten profitieren und die Vorteile ausschöpfen kannst. Denn die gute Nachricht ist: Mit den geeigneten Begleitmaßnahmen aus dieser Anleitung kannst auch DU krisenfrei fasten!

Ich wünsche dir eine krisenfreie, zufriedene, entspannte und heilsame Fastenzeit!

Gabi Hoppe, im Frühjahr 2025

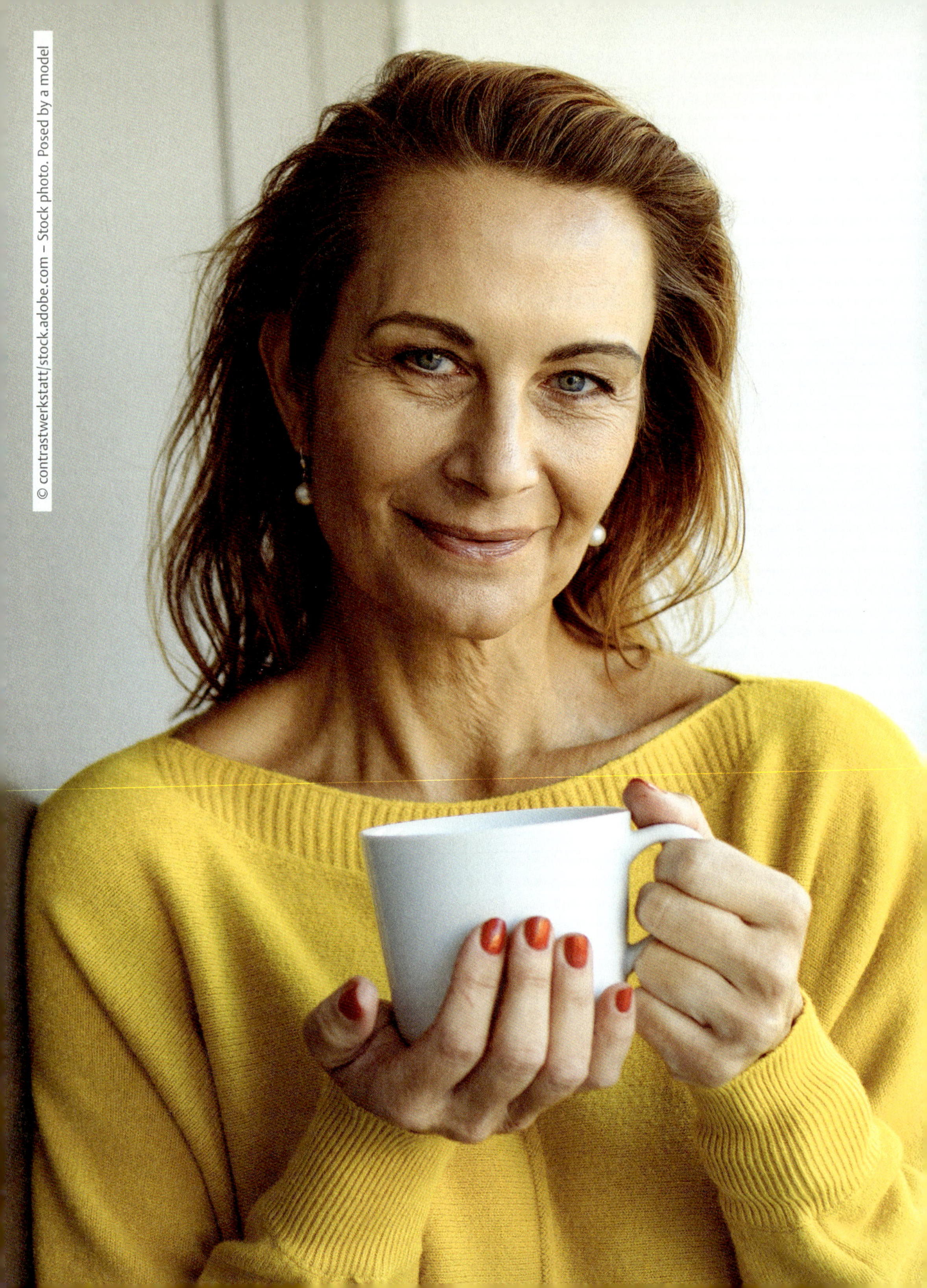

© contrastwerkstatt/stock.adobe.com – Stock photo. Posed by a model

Grundlagen des Heilfastens

Wissen ist Erfolg – das gilt auch fürs Fasten. Je besser du darüber informiert bist, desto zufriedener wirst du mit dem Ergebnis der Fastenwoche sein.

Heilfasten – was bedeutet das überhaupt?

Heilfasten ist ganz allgemein gesprochen der zeitlich begrenzte bewusste Verzicht auf feste Nahrung und Genussmittel.

Dieser Aspekt ist allen Fastenvarianten gemein, unabhängig davon, welche Motivation und welche Ziele ansonsten noch dahinterstecken. Es gibt zahlreiche Fastenmethoden (z. B. Intervallfasten, Basenfasten), in diesem Buch konzentriere ich mich auf das modifizierte Fasten, ein einwöchiges Fastenmodell, das sich am Buchinger-Fasten orientiert. Dieses geht zurück auf den deutschen Arzt Otto Buchinger (1878–1966), der sich intensiv mit dem Thema Fasten beschäftigt und eine Heilfastenklinik eingerichtet hatte. Abgesehen von kleinen Unterschieden bezüglich der Ernährungsempfehlungen wird Heilfasten nach der hier vorgestellten Methode von umfangreicheren Maßnahmen als bei Buchinger begleitet. So setze ich der eigentlichen Fastenwoche eine zweiwöchige Entlastungsphase voran, damit die Umstellung leichter gelingt. Besonderes Augenmerk liegt auf der Gestaltung der drei Aufbautage nach dem Fasten, die den Übergang in ein »normales« Leben erleichtern. Zudem gebe ich dir noch viele Tipps für die gesunde Ernährung in der »Zeit danach«. Denn mir liegt es sehr am Herzen, dass du positive Erfahrungen beim Heilfasten machst und dies als gewinnbringend für dich erlebst.

Aber zurück zum Fasten und was es bedeutet. Interessanterweise bezeichnen die Engländer das Frühstück als »breakfast« (= Fastenbrechen) – das nächtliche Fasten gehört so wie das Essen am Tage seit jeher ganz selbstverständlich zum Lebensrhythmus des Menschen.

Wenn man nicht gerade Schichtarbeit leistet, schaltet der Körper nachts auf Regeneration. Innehalten, Erholung, »Aufräumen« und Reparaturprozesse stehen auf dem Programm. Im Schlaf verbrennt der Körper Fett, repariert Zellen, »Reinigungsprozesse« im Stoffwechsel laufen ab, das Hormonsystem kann störungsfrei arbeiten. Die Energie für diese Prozesse holt sich der Körper aus seinen Depots.

Zum Glück leben wir nicht »von der Hand in den Mund« und verfügen über körpereigene Reserven. Die meisten Menschen mit typisch westlichem Lebensstil haben sogar reichlich davon …

Energie aus den körpereigenen Speichern ist oft viel effizienter abrufbar als aus der direkt aufgenommenen Nahrung, denn die muss der Körper meist erst mit hohem Energieaufwand verstoffwechseln.

Damit sind wir bei einer wichtigen Unterscheidung angelangt:

Schon gewusst?

Körperliche und geistige Leistungsfähigkeit ist auch unter Nahrungsverzicht möglich, und das über mehrere Tage und sogar Wochen. Ein gesunder, gut genährter Mensch kann ohne Lebensgefahr ca. 35 bis 60 Tage auf Nahrung verzichten.

	FASTEN FÜR GESUNDE	THERAPEUTISCHES FASTEN
Ziel	Gesundheitsförderung	Behandlung von Erkrankungen
Durchführung	in Eigenregie	therapeutisch begleitet (ggf. in einer Klinik)
Dauer	5 bis 7 Tage	ggf. mehrere Wochen

Fasten für Gesunde vs. therapeutisches Fasten

Dieses Buch richtet sich an gesunde Menschen, die ihre Gesundheit durch eine Heilfastenwoche erhalten und fördern möchten. Solltest du dich in besonderen Lebenssituationen (z. B. Schwangerschaft, Wachstum, Rekonvaleszenz) befinden, extrem körperlich aktiv sein, akut, chronisch oder schwer krank sein bzw. an einer Essstörung leiden, wende dich im Zweifel an einen Arzt oder eine Ärztin. Mein Buch ersetzt keinen medizinischen Rat.

Weiter hinten (Seite 41) findest du Kontraindikationen, also Umstände, unter denen du nicht (auf eigene Faust) fasten solltest.

Was ist Fasten nicht?

In der Praxis und in meinen Kursen stelle ich fest: Viele Menschen haben eine sehr negativ besetzte Vorstellung vom Fasten. Sie sind ziemlich skeptisch, haben Alarmierendes gehört oder sogar Angst davor, eine Fastenkur anzugehen. Das muss aber nicht sein!

Folgende Tabelle verdeutlicht, was Fasten ist und was Fasten nicht ist – zumindest nach meinem Konzept.

Wenn du die Aussagen der linken und der rechten Spalte auf dich wirken lässt,

Was ist Fasten und was nicht?

Fasten ist	Fasten ist nicht
... ein bewusster Verzicht auf feste Nahrung.	... Zwang.
... natürlicher Bestandteil des menschlichen Lebens.	... zwangsläufig mit religiösen Motiven verbunden.
... Ernährung von innen.	... weniger essen.
... Urlaub für den Magen und den Darm.	... Entbehrung und Mangel.
... auf Abgeben, Loslassen und Reinigen ausgerichtet.	... hungern.
... auch mit seelischer Reinigung verbunden.	... zwangsläufig mit schlechter Laune, Kopfweh, Schwindel, Kreislaufproblemen, Leistungseinbrüchen oder anderen Krisen verbunden.
... ein Vorgang, der sich auf alle Körperzellen und -vorgänge sowie die Seele auswirkt.	... in erster Linie auf Gewichtsabnahme ausgerichtet.
... eine Methode, die hervorragend dazu geeignet ist, zu »entschlacken«, Ballast abzuwerfen, indem Giftstoffe und belastende Stoffe aus dem Körper ausgeleitet werden.	... anstrengend.
... eine Gelegenheit, Verhaltensweisen zu verändern, indem es wie eine Zäsur wirkt.	... gefährlich – wenn man es gut informiert durchführt.
... eine Gelegenheit, in eine gesündere Ernährungsweise zu starten.	... eine Crash-Diät.

merkst du vielleicht direkt ihre unterschiedlichen Schwingungen. Damit sind wir auch schon bei dem wichtigen Stichwort »Mindset« (= die innere Einstellung, dein gedanklicher Rahmen), auf das ich später noch einmal eingehe.

So viel vorweg: Es hilft viel, sich die positiven Effekte des Fastens vor Augen zu führen und sich mit den Aussagen aus der linken Spalte auf das Fasten einzuschwingen. Viele der Aussagen aus der rechten Spalte basieren auf Erfahrungen von Fastenden, die sich entweder nicht freiwillig oder nicht gut vorbereitet in ihr Fastenerlebnis gestürzt haben.

Was passiert beim Fasten im Körper?

Der Mensch verfügt über zwei unterschiedliche Energieprogramme, die beide dasselbe Ziel verfolgen: Zufrieden, gesund und leistungsfähig zu sein und keinen Hunger zu haben, wie die Grafik »Energieprogramme des Körpers« (Seite 14) verdeutlicht.

Im »normalen Leben« solltest du dich in Energieprogramm 1 befinden, während des Fastens in Energieprogramm 2. Fasten bewirkt abbauende (katabole) Stoffwechselvorgänge. Abbau und Ausscheidung werden forciert, der Umbau von Körpersubstanz wird verstärkt.

Stellst du die Nahrungszufuhr von außen ein, kann dein Körper trotzdem gesund, glücklich und zufrieden sein, da er auf vorhandene Ressourcen zurückgreift.

Im Energieprogramm 2 (Fasten) erfolgt die Energiegewinnung im Grunde durch drei verschiedene Mechanismen, die dein Körper nach und nach einsetzt, wenn von außen keine Energiezufuhr erfolgt.

Die Grafik »Energieversorgung im Fastenstoffwechsel« (Seite 15) verdeutlicht, wie die Umstellungsprozesse in deinem Körper ablaufen.

Tag 1 des Fastens

Du stellst die Nahrungsaufnahme ein. Dein Körper will weiterhin kontinuierlich gut versorgt sein. Er muss auf innere Reserven umstellen. Die Umstellung beginnt mit der grünen Kurve, die für die Kohlenhydratspeicher steht. Diese Speicher reichen im »normalen Leben« für etwa einen Tag und können zur Energiegewinnung herangezogen werden, wenn Zufuhr von Energie durch Nahrung nicht mehr stattfindet.

Am Anfang holt sich dein Körper die benötigte Energie nämlich hauptsächlich durch den Abbau von Kohlenhydraten aus den sogenannten Glykogenspeichern des Körpers. Glykogen ist die körpereigene Speicherform von Glucose (Zucker), die durch Kohlenhydrate geliefert wird. Leber und Muskulatur zählen zu den Haupt-Glykogenspeichern.

Die Glykogenspeicher sind das am einfachsten anzuzapfende Energiedepot im

Körper. Da dein Körper stets auf Effizienz bedacht ist, stellt er erst dann auf andere Quellen um, wenn der Energiebedarf anders nicht mehr zu decken ist.

Tag 2 und 3 des Fastens

Etwa ab dem zweiten Tag, mit zunehmender Entleerung der Kohlenhydratspeicher, treten deine körpereigenen Eiweiße (Proteine) kurzfristig als wichtige Brennstoffquelle in den Vordergrund. Dein Körper kompensiert das größer werdende Energiedefizit (die Kohlenhydratspeicher werden ja leerer und leerer) über die Verbrennung von Eiweißen.

Aus den Eiweißen kann dein Körper nämlich Glucose herstellen. Das passiert durch einen Vorgang, den man Gluconeogenese nennt. Er wird durch die blaue Kurve veranschaulicht.

Dadurch können etwa 25 % deines Energiebedarfs trotz entleerter Glykogenspeicher und trotz fehlender Glucosezufuhr durch (selbst gebaute) Glucose gedeckt werden! Die restlichen ca. 75 % werden durch die bereits parallel angekurbelte Verbrennung von Fetten gedeckt.

Parallel zur Freisetzung von Eiweißen beginnt dein Körper nämlich etwa ab dem zweiten Fastentag damit, Fett zur Energiegewinnung heranzuziehen, weil er schon merkt, dass die Versorgungsstrategie über die Kohlenhydratreserven sowie die Heranziehung von Eiweißen kein Dauermodell sein kann. Die rote Linie beschreibt die zunehmende Fettverbrennung.

Aus Fetten kann nach bisherigem Wissensstand allerdings keine Glucose hergestellt werden. Vielmehr stehen die Fettsäuren deinem Körper in Form von sogenannten Ketonkörpern als Energiequelle zur Verfügung.

Energieprogramme des Körpers

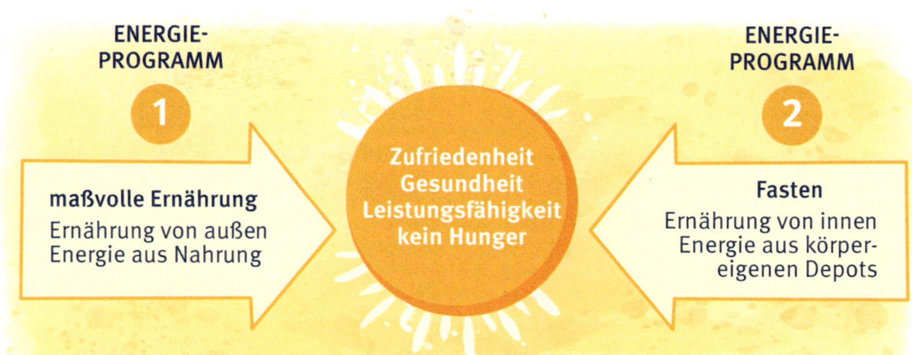

Daten basieren auf Gräber R. Vitalität pur durch Heilfasten. 8. Aufl.; 2010

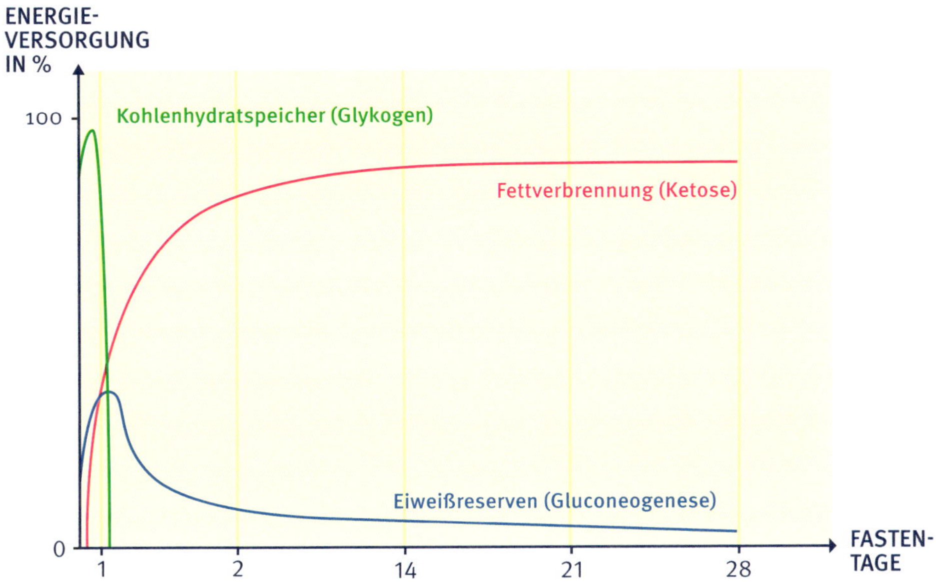

Daten basieren auf Wilhelmi de Toledo F. Physiologie des Fastens; 2010 und Gräber R. Vitalität pur durch Heilfasten; 2010

Energieversorgung im Fastenstoffwechsel – Anteil von Kohlenhydrat-, Eiweiß- und Fett-Energie an der Gesamtenergieversorgung im Verlauf der Fastentage

Interessant ist, dass deine Körperzellen sich auf diese alternative Versorgung umstellen können.

Mittlerweile weiß man: Selbst dein Gehirn kann sich nach einiger Zeit auf Ketonkörper als Energielieferanten einstellen. Die zusätzlich benötigte Glucose wird in herkömmlichen Fastenmethoden entweder durch die Zufuhr geringer Mengen Kohlenhydrate bzw. durch den Umbau körpereigener Eiweiße geliefert. Übrigens: Die derzeit sowohl in Fach- als auch Laienkreisen so gehypte ketogene Ernährung beruht genau auf diesem Prinzip: Bei dieser kohlenhydratarmen Ernährung soll das Gehirn Ketonkörper verbrennen, also Fett statt Glucose.

Tag 3 des Fastens

Die Fettverbrennung wird immer stärker angekurbelt, je stärker die Kohlenhydratreserven zur Neige gehen und je weniger gut die Zwischenlösung der Gluconeogenese diese Lücke füllt.

Spannend: Je mehr Ketonkörper im Blut vorliegen, desto schneller werden sie zur Energiegewinnung herangezogen.

Ab dem dritten, spätestens vierten Fastentag erfolgt die Hauptenergiegewinnung dann aus der oxidativen Fettsäureverbrennung.

Dann bist du in der Ketose.

Ich finde es fantastisch und sehr beruhigend, wie clever der Körper sich innerhalb kürzester Zeit auf eine »Hungersnot« einstellt und wie er durch eine blitzschnelle Umstellung von Stoffwechselvorgängen und Versorgungsstrategien sein Überleben und Wohlergehen sichert.

Meiner Erfahrung nach hilft das Verständnis der Umstellungsvorgänge im Körper Fastenden enorm dabei, die Umstellung optimal zu durchlaufen und Körperreaktionen in den ersten Tagen der Fastenwoche besser einzuschätzen.

Denn wichtig ist es, dass du diese Umstellungsprozesse nicht unterbrichst. Das geschieht zum Beispiel, wenn du doch nochmal eine Kleinigkeit isst oder übermäßig viel Gemüse- oder sogar Obstsäfte zuführst. Gerade in den ersten drei Tagen des Fastens kann dies verlockend erscheinen – schließlich siehst du in der Abbildung am »Durcheinander« in den Kurvenverläufen sehr gut, dass innerhalb dieser drei Tage viele Anpassungs- und Umstellungsvorgänge ablaufen. Diese können natürlich durchaus mal zu kurzen Energielöchern oder kurzen Phasen von Hungergefühlen führen.

Hast du das Verständnis für die Abläufe im Körper im Hinterkopf, kannst du diese kurzen Phasen im Regelfall sehr gut überstehen, denn du weißt schließlich, welche Anstrengungen dein Körper gerade unternimmt und dass die Anpassungsphase sich innerhalb kürzester Zeit dem Ende nähert.

Führt Fasten zum Abbau von Muskelmasse?

Untersuchungen zeigen, dass verstärkter Eiweißabbau zum Zwecke der Gluconeogenese nur in den ersten 48 bis 72 Stunden des Fastens zu verzeichnen ist. Der

Was bedeutet Ketose?

Dies ist der Zustand, in dem sich der Körper komplett auf die alternative Energieversorgung durch die Ketonkörper, die er aus Fetten bildet, umgestellt hat. Ab diesem Zeitpunkt werden nach und nach die Fettreserven deines Körpers angegriffen, und als angenehmer Nebeneffekt schmelzen diverse Fettzellen ab. Vereinfacht gesagt, ist Ketose der Fastenstoffwechsel, also der Punkt, ab dem das Fasten läuft, »wie von selbst«.

vielfach kritisierte oder sogar als gefährlich eingestufte Eiweißverlust und damit Muskelabbau beim Fasten ist bei den gängigen Fastenmethoden vernachlässigbar. Studien zeigen zudem, dass der beim Fasten steigende Wachstumshormonspiegel den Abbau von Muskeleiweiß bremst.

Mit Ausbleiben der Nahrungszufuhr sinkt im Körper der Insulinspiegel ab. Gleichzeitig steigen Glucagon- und Wachstumshormonspiegel. Diese hormonelle Konstellation bewirkt Folgendes:

- Glykogenolyse: Die Leber wird dazu angeregt, gespeicherte Glucose für die Energiegewinnung freizusetzen.
- Gluconeogenese: Die Bildung von Glucose aus körpereigenen Substraten (z. B. Aminosäuren, Laktat, Pyruvat, Glycerin) wird stimuliert.
- Proteolyse: Der Abbau von Eiweißen zur Energiegewinnung wird verstärkt.
- Freie Fettsäuren und Triglyceride werden ab dem zweiten Tag aus dem Fettgewebe freigesetzt. Das resultiert in gesteigerter Bildung von Ketonkörpern. Proportional zu deren Konzentration im Blut steigt deren Verstoffwechselung, sodass sie bevorzugt oxidiert werden.
- Die Schilddrüse reduziert die periphere Umwandlung von T_4 in T_3. Gleichzeitig vermindern sich Umsatz und Aktivität der sogenannten Katecholamine (dazu gehören u. a. Adrenalin, Noradrenalin). Dies resultiert in einem verminderten Grundumsatz und der Einsparung von Energie.

Im Übrigen werden bei der hier beschriebenen Fastenmethode typischerweise geringe Mengen Kohlenhydrate (z. B. verdünnte Gemüsesäfte) zugeführt. Diese Zugabe reduziert einen möglichen Muskelabbau deutlich.

Das beste Mittel gegen Muskelabbau ist im Übrigen individuell angepasste körperliche Aktivität, denn ein Muskel, der gebraucht und aktiviert wird, baut sich nicht so schnell ab. Darum empfehle ich dir, auch (oder gerade) beim Fasten regelmäßige Bewegung. Zum Thema Sport und Fasten findest du weiter hinten (Seite 37) noch weitere Hinweise.

Ein »gefährlicher« Proteinabbau würde erst in Spätphasen des Langzeitfastens (nach 35 bis 60 Tagen) eintreten, wenn die Fettreserven leer sind. Das kann man z. B. bei Magersüchtigen beobachten.

Negative Auswirkungen auf das Immunsystem bei Fastendauern bis zu vier Wochen wurden bislang nicht beobachtet. Der Eiweißabbau birgt im Gegenteil bei Fastendauern unter vier Wochen therapeutischen Nutzen:

- Ungünstige Ernährungsgewohnheiten (insbesondere zu viele tierische Eiweiße) können pathologische Ablagerungen im Bindegewebe zur Folge haben. Diese behindern den reibungslosen Stofftransport im Zwischenzellgewebe, was zu Störungen der Ver- und Entsorgung führen kann. Zellen werden nicht gut versorgt, Stoffwechselabbauprodukte können nicht ausreichend abtransportiert werden. Die katabole Stoffwechsellage im Fasten trägt dazu bei, diese funktionsuntüchtigen Eiweiße abzubauen und dadurch Mikrozirkulation und Zellstoffwechsel zu verbessern.

- Die Bildung von Auto-Antikörpern kann vermindert werden, was erklären könnte, warum zahlreiche Veröffentlichungen den Rückgang chronisch entzündlicher Prozesse (z. B. Asthma, Rheuma, Allergien) beschreiben.
- Die katabole Stoffwechsellage in der Ketose scheint zudem den Abbau von Fettzellen zu fördern.
- Bestimmte Moleküle, die den Alterungsprozess fördern (sogenannte AGE-Moleküle), scheinen beim Fasten reduziert zu werden.

Eine Zugabe von Proteinen (wie z. B. beim Molkefasten vorgesehen) ist nur in Ausnahmefällen sinnvoll. Dabei sollte man sich von erfahrenen Fachleuten beraten lassen.

Was hat es auf sich mit den Fastenkrisen?

Nachdem du die zwei Energieprogramme des Körpers kennengelernt hast, wird deutlich, dass es für ein gut laufendes Fasten unter anderem ausschlaggebend ist, dass das Umschalten zwischen den beiden Programmen reibungslos funktioniert.

Das erklärt unter anderem, warum es häufig schwerfällt, eine Mahlzeit auszulassen oder bei einer kalorienreduzierten Diät weniger zu essen – dein Körper befindet sich in Energieprogramm 1 und ist auf Ernährung von außen angewiesen. Bei reduzierter Energiezufuhr während Programm 1 tritt nicht automatisch Programm 2 in Kraft – dieses wird nur bei einem »echten« Fasten aktiviert.

Vielmehr schaltet dein Körper bei reduzierter Energiezufuhr evolutionsbedingt auf »Notprogramme«. Nicht nur Unpässlichkeiten durch »Programmfehler« können die Folge sein – auch greifen die fastentypischen Mechanismen nicht wirklich: Abgeben, Abnehmen, Ausleiten, Entgiften sind in Notprogrammen nicht vorgesehen. Vielmehr ist der Organismus auf Halten und Speichern für schlechte Zeiten programmiert.

Das erklärt u. a. den berühmten »Jojo-Effekt«:

- Bei einer »Hungersnot« ist der Körper darauf programmiert, Reserven zu hüten und zu halten – die Stoffwechselaktivität wird reduziert. Nach Beendigung der Diät wird diese reduzierte Stoffwechselaktivität noch eine Weile beibehalten, um der nächsten Hungersnot entgegenzuwirken. Bevorzugt wird dann Fett eingelagert – und das deutlich mehr als zuvor unter Reduktionskost verloren wurde.
- Typischerweise finden wir nach solchen Reduktionsdiäten darum einen Verlust an Muskelmasse (Protein) und einen Gewinn an Fettmasse vor. Bei Bewegungsmuffeln umso mehr.

Bei der bewussten und vollständigen Umstellung auf Fasten, Energiezufuhr von innen und somit auf Programm 2 jedoch sind Notprogramme kein Thema mehr – dein Körper deckt seinen Energiebedarf aus körpereigenen Depots und ist fast voll leistungsfähig. Hier zeigt sich deutlich der Grundsatz: »Wer fastet, hungert nicht – wer hungert, fastet nicht.«

Das Schöne ist: Jeder Mensch trägt die uralten Mechanismen und Möglichkeiten zum Umschalten zwischen Energieprogramm 1 und Energieprogramm 2 in sich – auch du!

Der Schlüssel zum Erfolg, dies auch mit einem guten Gefühl und mit Zufriedenheit zu tun, liegt meist in der Art und Weise des Umschaltens.

Dabei sind zwei Aspekte wichtig:

- bewusstes Umschalten
- belastungsfreies Umschalten

Bewusstes Umschalten bedeutet freiwillig und freudig. Fastende, die unfreiwillig hungern, verbleiben offenbar deutlich länger in einer adrenalingesteuerten sympathikotonen gestressten anfänglichen Umstellung.

Sympathikoton bedeutet, von deinem Stressnerv, dem Sympathikus, gesteuert. Diese stressige anfängliche Umstellungsphase wird bei freiwillig und bewusst Fastenden, die sich auf die Fastenwoche vorbereitet und gefreut haben, nach 1 bis 3 Tagen von einer parasympathisch gesteuerten Phase abgelöst, in der Puls und Blutdruck sich beruhigen und der Organismus sich entspannt.

Der Parasympathikus ist dein Ruhenerv, der Gegenspieler des Stressnervs.

Belastungsfreies Umschalten bedeutet, dass du bereits im Vorfeld des Fastens Stress reduzierst, indem du Stoffwechselabfallprodukte, Ballast und Toxine minimierst und bestehende Belastungen bestenfalls bereits zum Teil abwirfst.

Wenngleich der Stoffwechsel evolutionsbedingt größtenteils noch an der Steinzeit orientiert ist, unterscheidet sich das heutige Leben und unsere heutige Umwelt deutlich von dieser Periode. Im Hinblick auf Belastungen ist dein Körper heute einer immensen Zahl an Umweltgiften, Nahrungsmittelzusätzen und anderen Stressfaktoren ausgesetzt.

Das sprichwörtliche Fass ist also bei den meisten Menschen schon relativ voll. Verbunden mit der Verarbeitung zahlreicher Stoffwechselendprodukte ist es häufig eine enorme Aufgabe für den Körper, diese Masse an Stoffen entsprechend zu verarbeiten.

Schaltet der Körper dann auf Programm 2 (Abgabe) um, kann es passieren, dass der Organismus kurzzeitig überfordert ist und unschöne Symptome produziert, die wir gemeinhin als »Fastenkrisen« (vgl. auch die Abbildung »Beispiele für typische Fastenkrisen«, unten) kennen. Dies ist insbesondere durch das massive Freiwerden von Toxinen (u. a. Säurebelastungen, aber auch andere Giftstoffe) zu erklären, die sich während des Fastens aus dem Bindegewebe lösen.

Aus diesem Grund empfehle ich, nicht »von jetzt auf gleich« mit dem Fasten zu beginnen, sondern sich eine gewisse Vorbereitungszeit zu gönnen (genau erkläre ich dir das im Kapitel »Wie sollte ich mich vorbereiten?«, Seite 44), um den Organismus bereits im Vorfeld bestmöglich zu entlasten. Zudem können diverse Begleitmaßnahmen deinen Körper bei der Bewältigung der Entgiftungsaufgaben beim Fasten unterstützen.

Wenn du schlechte Laune bei Hunger bzw. Unterzuckerung kennst, wenn dir übel wird, wenn du länger nichts gegessen hast, wenn dir Kreislaufprobleme oder Kopfweh bei Nahrungsentzug zu schaffen machen und wenn du vielleicht schon einmal negative Erfahrungen mit Fastenversuchen gemacht hast, solltest du aufmerksam weiterlesen!

In dieser Anleitung finden sich haufenweise Tipps und Tricks, mit denen eine Fastenwoche für jedermann und jederfrau krisenfrei durchführbar wird.

Beispiele für typische Fastenkrisen

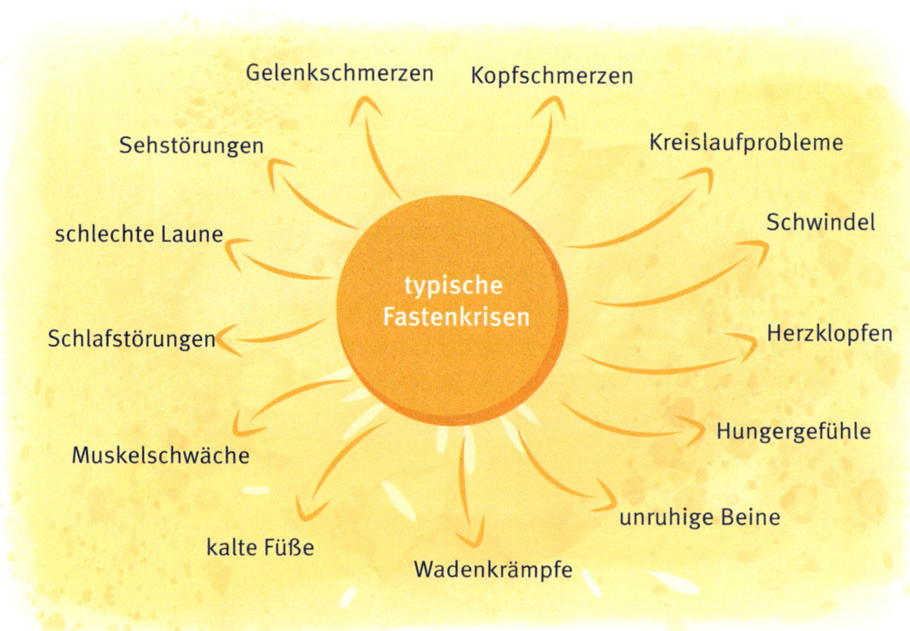

Die Kenntnis der Vorgänge, die beim Fasten in deinem Körper ablaufen, hilft dir natürlich auch, eventuelle Unpässlichkeiten als ganz normale Umstellungsvorgänge zu identifizieren und ihnen entsprechend bewusst zu begegnen.

Damit du auf Nummer Sicher gehen kannst, habe ich dir im Kapitel »Fastenkrisen & Notfallplan« (Seite 75) ganz genau beschrieben, wie du mit den genannten Krisen umgehen kannst, damit sie sich schnell in Wohlgefallen auflösen, sollten sie sich wider Erwarten doch melden.

Warum sollte ich fasten?

Vorteile des Fastens im Überblick

Gründe, eine Fastenwoche regelmäßig in dein Leben einzubauen, gibt es viele.

Neben religiösen und ethnokulturellen Motiven gibt es eine Vielzahl gesundheitlicher Gründe für das Fasten, deren gemeinsamer Nenner Gesundwerdung durch Regeneration und Ausleitung sind.

Ein fastender Organismus spart rund 30 % seiner Energie ein, die ansonsten für Verdauungsvorgänge benötigt werden. Diese frei werdenden Energieressourcen stehen z. B. für Heilungsprozesse zur Verfügung.

Fast jeder kennt die natürliche Abneigung gegen das Essen im Krankheitsfall. Dein Körper lehnt Nahrung ab und verordnet sich selbst eine Fastenperiode, um Zeit und Kraft für sich selbst bzw. für die Gesundung zu gewinnen.

Hippokrates empfahl ein vorbeugendes Fasten zweimal im Jahr, Otto Buchinger, der Begründer des modernen Heilfastens, bezeichnete das Fasten als »königliche Therapie«, und auch die Bezeichnung »Chirurgie ohne Messer« ist im Umlauf, da das Fasten gerade im therapeutischen Bereich bei Polypathien (Krankheiten, die sich in verschiedenartigen Symptomatiken äußern) auf einen Schlag diverse Symptome bessern kann.

Du kannst dir deinen Körper wie ein Fass vorstellen, das eine begrenzte Aufnahmefähigkeit hat, bevor es überläuft (siehe dazu die Abbildung »Fasten kann helfen, bevor das Fass überlauft«, Seite 22).
Ein Überlaufen würde in dieser Analogie bedeuten, dass Symptome bzw. Erkrankungen entstehen. Je nach individueller »Schwachstelle« und Vorgeschichte können das zum Beispiel Verdauungsbeschwerden, Schmerzen, Allergien, Hauterscheinungen, Burnout oder auch zerstörerische Krankheiten sein.

Solange aber noch »Luft« im Fass ist, hat dein Körper freie Ressourcen, um mit negativen Belastungen umzugehen und sie eigenständig und ohne fremde Hilfe in den Griff zu bekommen. Diese »Luft« ist also die Regulationsfähigkeit deines Organismus. Ziel sollte sein, die Regulationsfähigkeit deines Körpers zu erhalten oder sogar zu verbessern. So bekommt dein Organismus mehr Spielraum, um mit Umweltgiften, Krankheitserregern, kleinen Ernährungssünden, übermäßigem Stress und anderen Belastungen umgehen zu können.

Deine Regulationsfähigkeit kann über zwei Strategien optimiert werden:

»Etwas aus dem Fass nehmen«: Die Dinge, die unser Fass füllen, sind zwar allesamt als negative Belastung einzustufen, aber im Einzelnen sehr individuell: Neben erblicher Disposition können beispielsweise chronische Erkrankungen, Umweltgifte aus Wasser, Nahrung, Luft oder Umfeld, Krankheitserreger, Ernährungsfehler oder Darmdysbalancen unser System belasten. Weitere mögliche belastende Stressfaktoren sind Sorgen, Kummer, belastende Themen, die Pflege von Angehörigen, ein voller Terminkalender, zu viel oder zu wenig Bewegung, übermäßige Handynutzung oder Bildschirmarbeit, Fehlhaltungen, Nährstoffmängel, Stoffwechselabfallprodukte oder Medikamente.

Um unser System zu entlasten, könnten negative Belastungen gemieden oder sogar eliminiert werden, indem z. B. die Ernährung angepasst, das Rauchen aufge-

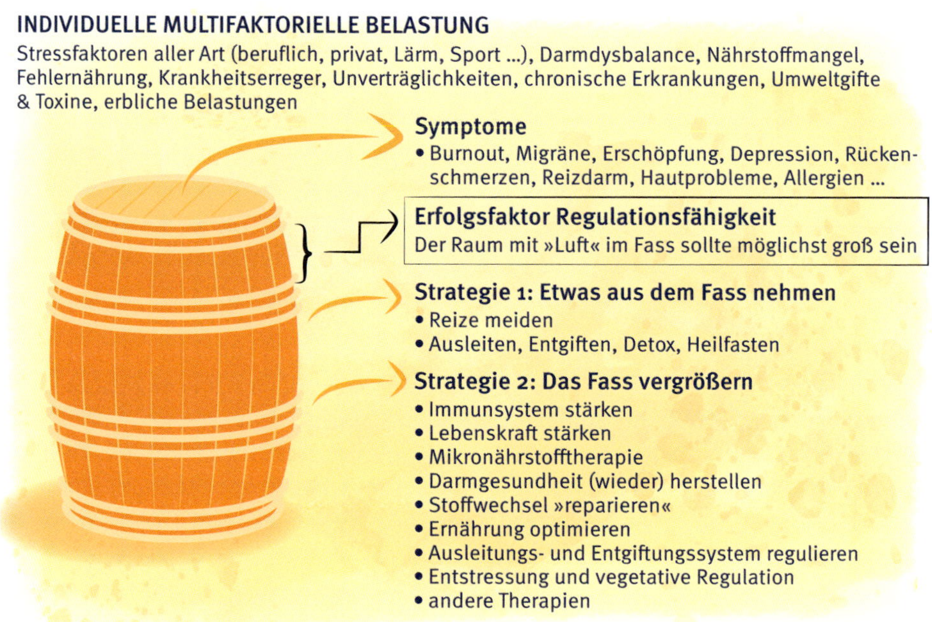
INDIVIDUELLE MULTIFAKTORIELLE BELASTUNG
Stressfaktoren aller Art (beruflich, privat, Lärm, Sport ...), Darmdysbalance, Nährstoffmangel, Fehlernährung, Krankheitserreger, Unverträglichkeiten, chronische Erkrankungen, Umweltgifte & Toxine, erbliche Belastungen
Symptome
• Burnout, Migräne, Erschöpfung, Depression, Rückenschmerzen, Reizdarm, Hautprobleme, Allergien ...
Erfolgsfaktor Regulationsfähigkeit
Der Raum mit »Luft« im Fass sollte möglichst groß sein
Strategie 1: Etwas aus dem Fass nehmen
• Reize meiden
• Ausleiten, Entgiften, Detox, Heilfasten
Strategie 2: Das Fass vergrößern
• Immunsystem stärken
• Lebenskraft stärken
• Mikronährstofftherapie
• Darmgesundheit (wieder) herstellen
• Stoffwechsel »reparieren«
• Ernährung optimieren
• Ausleitungs- und Entgiftungssystem regulieren
• Entstressung und vegetative Regulation
• andere Therapien

Fasten kann helfen, bevor das Fass überläuft

geben, gesundes Wasser getrunken oder Stressfaktoren identifiziert und eliminiert werden. Weiterhin kannst du häufig über Ausleitung, Entgiftung, Entsäuerung bzw. Detox Belastungen deutlich reduzieren.

»Das Fass vergrößern«: Du kannst die Ausgangsbasis kräftigen, indem du dein Immunsystem gut versorgst und stärkst, du alle nötigen Bau-, Funktions- und Reparaturstoffe zuführst, du deinen Darm pflegst, stärkst und ggf. aufbaust, du deinen Stoffwechsel regulierst, deine Ernährung optimierst, Entspannungstechniken und Stressregulationswerkzeuge erlernst oder andere individuell optimierte (naturheilkundliche) Therapien zum Einsatz kommen. Dein Organismus wird insgesamt gestärkt und ist in der Lage, »mehr« negative Reize zu tolerieren, bis dein System dekompensiert und »kippt«. Du verbesserst also die Regulationsfähigkeit deines Körpers – das ist das Ziel der ganzheitlich regulationsmedizinischen Behandlung, die ich auch in meiner Praxis durchführe.

Das Fasten greift auf beiden Ebenen an: Als ausleitende Therapie reduziert es Belastungen durch abgelagerte Stoffwechselprodukte und eliminiert beispielsweise Säurelasten und andere Toxine. Auf diese Art »nimmt Fasten etwas aus dem Fass«.

Fasten »vergrößert aber auch das Fass«, indem es den Darm in den Mittelpunkt stellt, das Immunsystem stärkt und auf seelischer Ebene zum Loslassen und »Entstressen« animiert.

Positive Effekte des Fastens sind schon seit vielen Jahrzehnten überliefert. Vorrangig untersucht ist die Methode des Buchinger-Fastens, die dem hier beschriebenen Fastenmodell sehr nahesteht. Die wichtigsten therapeutischen bzw. gesundheitsfördernden Vorteile, die auch in klinischen Studien belegt werden konnten, sind:

- Mobilisation abgelagerter Stoffwechselendprodukte
- Ausscheidung von sauren Stoffwechselprodukten (Entsäuerung)
- Absonderung von Gallengrieß, -steinen und -schleim
- Auflösung von Muskelverhärtungen (Gelosen)
- Aktivierung der Selbstheilungskräfte
- Stärkung des Immunsystems
- Beschwerdebesserung bei rheumatoider Arthritis, u.a. durch Senkung von Arachidonsäurespiegeln und Prostaglandinen
- Beschwerdebesserung bei Arthrose
- Senkung von Bluthochdruck
- Verbesserung einer Fettleber
- Verbesserung von Adipositas
- Beschwerdebesserung bei chronischen Schmerzsyndromen (z.B. Fibromyalgie, Migräne), v.a. durch Reduktion bestimmter Stresshormone
- Beschwerdebesserung bei entzündlichen Erkrankungen
- Senkung der Blutfettwerte
- Senkung des Blutzuckers, Minderung von Insulinresistenz, Vermehrung von

Insulinrezeptoren und Verbesserung des metabolischen Syndroms
- Stabilisierung des Blutdrucks und von Herz-Kreislauf-Erkrankungen
- Besserung des Hautbildes bei Hauterkrankungen
- Beschwerdebesserung bei Erkrankungen des Verdauungstraktes
- Beschwerdebesserung bei Asthma und Allergien
- Reduzierung von Depressionen und Angst
- Stimmungsaufhellung, Schlafmodulation, Stressreduktion durch Reduktion von Stresshormonen und vegetative Umstimmung
- Verbesserung degenerativer und altersassoziierter zellulärer Prozesse, verbesserte zelluläre Stressresistenz, »Anti-Aging-Effekte«
- Einübung neuer (gesünderer) Ernährungs- und Lebensgewohnheiten
- Senkung von Langzeitmedikationen

Maßgeblich für nachhaltige Effekte ist in diesem Zusammenhang übrigens nicht nur die Durchführung der Fastenkur an sich. Es kommt auch wesentlich darauf an, dass du den Kostaufbau sowie die nachfolgende Anpassung bzw. Umstellung der Ernährung sinnvoll gestaltest. Fasten hat sich sehr gut als Auftakt zu einer Ernährungsumstellung bewährt.

Stichwort Entschlackung

Besondere Aufmerksamkeit kommt im Zusammenhang mit dem Fasten in der Regel dem Begriff »Entschlackung« zu. Von den einen propagiert, von den anderen aufgrund seiner Unwissenschaftlichkeit belächelt, hier kurz ein paar Worte dazu.

Ja, der Begriff »Schlacke« ist in der Tat kein wissenschaftlicher Begriff, denn als Schlacken bezeichnet man eigentlich die zähen Rückstände bzw. Ablagerungen, die bei Schmelz- oder Verbrennungsprozessen in Hochöfen zurückbleiben.

Ich verstehe den Begriff nicht streng wissenschaftlich, sondern vielmehr als Möglichkeit, um bestimmte Körpervorgänge verständlich und handhabbar für medizinische Laien zu machen – kurz: sie mit einem Schlagwort zu umreißen. Und in diesem Zusammenhang passt der Begriff »Schlacke« als Analogie ziemlich gut.

»Entschlackung« (wahlweise auch mit Entgiftung, Ausleitung, Detox in einem Atemzug genannt oder sogar gleichgesetzt) hat folgendes Ziel: Dein Körper oder zumindest Teile deines Organismus sollen durch bestimmte Maßnahmen von unnötigen, fremden, belastenden oder sogar giftigen Stoffen gereinigt werden, um so die Funktionsfähigkeit zu verbessern bzw. den Stoffwechsel zu optimieren.

Alle Stoffe, mit denen du Tag für Tag konfrontiert wirst, muss dein Organismus »anfassen«, um dann zu entscheiden, was er mit ihnen anfangen soll: Muss er sie einbauen, umbauen, ausscheiden oder anderweitig verarbeiten?

Und die Liste der Stoffe, die dein Körper Tag für Tag verarbeiten muss, ist lang: Von außen werden diverse Nahrungsmittel und Nährstoffe, Nahrungsmittelzusatzstoffe, Pestizide, Schwermetalle (z. B. aus dem Trinkwasser oder Zahnmaterialien), Alkohol, Nikotin, Medikamente, Hormone (z. B. aus Medikamenten oder dem Trinkwasser) oder Alltagsgifte (z. B. Möbelausdünstungen, Feinstaub oder Nanopartikel) aufgenommen. Hinzu kommen Stoffwechselendprodukte aus körpereigenen Abbauprozessen, z. B. Hormone, Harnstoff, Harnsäure, Ammoniak, Ketonkörper oder Gallenfarbstoffe, die in zu hoher Konzentration schädlich sind.

Viele dieser Stoffe muss dein Körper zunächst neutralisieren bzw. umwandeln, damit sie deine Zellen und Organe nicht schädigen. Sind die Verarbeitungskapazitäten akut erschöpft, weil z. B. ein Überschuss an zu verarbeitenden Stoffen vorliegt, greift dein Körper auf das Bindegewebe (und dessen Sonderform Fettgewebe) zurück: Überschüssiges und Krankhaftes wird häufig im Binde- bzw. Fettgewebe eingelagert. Dein Bindegewebe fungiert hier gleichermaßen als Filter und als Zwischenlager.

Die Idee eines Zwischenlagers lässt sich bei konstant »ungesunder« Lebensweise aber leider nicht aufrechterhalten, da die Gelegenheit zur Ausscheidung fehlt. Die Zwischendeponie wird so zum Endlager, dein Gewebe dauerbelastet. Da dein Bindegewebe als »Transitstrecke« zwischen Blutgefäßen, Organen, Nerven und Zellen fungiert, wird eine vernünftige Ver- und Entsorgung deines Organismus erschwert.

Da jede einzelne Körperzelle sich innerhalb weniger Tage bis Jahre erneuert, bietet sich eine großartige Angriffsfläche für Entschlackung, Entgiftung und Ausleitung, wenn man sich der Entlastung und guten Versorgung des Bindegewebes widmet!

Bei den eingelagerten »Schlacken« spielen zum einen »funktionsuntüchtige« Eiweiße eine Rolle: Als Folge ungünstiger Ernährung (v. a. zu viele tierische Eiweiße) und als Ergebnis von Immunreaktionen entstehen Glykoproteine sowie Oligo- und Polypeptide, die insbesondere bei Entzündungen (z. B. Rheuma) eine wichtige Rolle spielen. Auch diese finden sich als Ablagerungen im Bindegewebe.

Stichwort Entsäuerung und Säure-Basen-Haushalt

Viele Menschen haben sogenannte Säuren und den damit zusammenhängenden »Säure-Basen-Haushalt« im Kopf, wenn es um Schlacken und Einlagerungen im Binde- und Fettgewebe geht.

Wichtig, um Missverständnisse zu vermeiden: Der Begriff »Säure-Basen-Haushalt« wird in der Schulmedizin und Naturheilkunde unterschiedlich verwendet, was häufig zu Verwirrungen führt:

Der Schulmediziner hat in der Regel die akute Azidose oder Alkalose des Körpers im Blick: Dabei geht es um lebensbedrohliche Entgleisungen des Blut-pH-Wertes – ein absoluter medizinischer Notfall!

Die Komplementärmedizin bzw. die Naturheilkunde hat typischerweise die »latente Azidose«, also die schleichende Übersäuerung des Organismus im Fokus: Hier geht es um überstrapazierte Puffersysteme, die zur Übersäuerung von Zellen oder Zwischenzellgewebe führen können. Kein Notfall, aber Grund genug, gegenzusteuern.

Der Säure-Basen-Haushalt deines Körpers ist ein komplexes System, das nach Gleichgewicht strebt. Zur Beschreibung, ob eine Lösung sauer oder basisch (alkalisch) ist, wird der pH-Wert bemüht.

Säuren und Basen sind chemische Begriffe. Sie sind charakterisiert durch die Anzahl ihrer freien Wasserstoffteilchen. Der sogenannte »pH-Wert« beschreibt genau diese Wasserstoffionenkonzentration. Ein pH-Wert von 7 wird als neutral bezeichnet. Die Skala reicht von 1 bis 14; pH-Werte unter 7 gelten als sauer, pH-Werte über 7 als basisch oder alkalisch.

Wichtig für dich zu wissen: Unterschiedliche Körperflüssigkeiten, -strukturen bzw. Organsysteme (z. B. Blut, Magen, Bauchspeichel, Dünndarm, Dickdarm, Gewebe) haben unterschiedliche Optimalwerte in Bezug auf den pH-Wert.

An der einen Stelle braucht es eine sehr saure Umgebung, zum Beispiel im Magen. Nur, wenn ausreichend Magensäure vorhanden ist, können nachgelagerte Aufspaltungs- und Verdauungsprozesse störungsfrei ablaufen und nur dann kann ein gesundes Darmmilieu entstehen.

An der anderen Stelle braucht es eine basische (alkalische) Umgebung, um optimal oder um überhaupt arbeiten zu können.

Insbesondere das Blut steht dabei im Fokus: Befindet sich der Blut-pH-Wert nicht in einem Intervall zwischen 7,35 und 7,45, treten lebensbedrohliche Zustände auf. Um Entgleisungen des Blut-pH-Wertes zu vermeiden und ihn in besagtem Intervall zu halten, existieren im Körper verschiedene Puffersysteme und Puffersubstanzen:

- Dein Blut fängt über die Puffersubstanzen Phosphat, Protein, Hämoglobin und Bicarbonat Säurebelastungen ab.
- Deine Lunge atmet Kohlendioxid (CO_2) ab, um einen Säureüberschuss auszugleichen. Unter anderem darum sind Bewegung und Sport gesund und helfen bei der Regulation deines Säure-Basen-Haushalts.
- Deine Niere kann Wasserstoffionen (sauer) oder Bicarbonate (basisch) ausscheiden oder zurückhalten, um den Säure-Basen-Haushalt zu regulieren. Sie reagiert allerdings deutlich langsamer als z. B. die Lunge.
- Deine Leber stellt wichtige Puffersubstanzen in Form von Eiweißen her.

- Dein Magen produziert Natriumbicarbonat, das zum Säureausgleich aufgenommener Nahrung benötigt wird.
- Deine Knochen speichern basische Bicarbonate, die sie bei Bedarf kurzfristig freisetzen können.
- Deine Haut kann über die Erneuerung des Säureschutzmantels Säuren abgeben.

Problematisch wird es dann, wenn deine Puffersysteme überlastet sind und die Puffersubstanzen nicht mehr ausreichen, um die latente Übersäuerung auszugleichen bzw. abzufangen. Da nach wie vor die Aufrechterhaltung des Blut-pH-Wertes oberstes Gebot ist, greift dein Körper auf Notlösungen zurück. Diese Notlösungen halten – zumindest eine Zeit lang – deinen Blut-pH-Wert im gesunden Intervall, sind aber für den restlichen Körper nicht unproblematisch:

- Säurehaltige Substanzen werden aus deinem Blutkreislauf entfernt und im vermeintlich unempfindlichen Bindegewebe deponiert. Dein Bindegewebe kann Säuren aufnehmen und speichern. Bei konsequent zu hoher Säurebelastung (chronischer Übersäuerung) und fehlender Gelegenheit zur Ausscheidung, wird dein Bindegewebe dauerhaft belastet. Es kann weniger Wasser binden, verliert an Elastizität und wird verletzungsanfälliger.
- Reichen die säurepuffernden Substanzen deines Körpers nicht aus, um die Säureflut abzufangen, greift dein Organismus unter Umständen auf die basischen Mineralien deines Körpers zurück. Da hier insbesondere Phosphat und Calcium eine Rolle spielen, können insbesondere Knochen, Gelenke, Zähne, Haare und Nägel angegriffen werden. Bei Übersäuerung können z. B. Knochenzellen abgebaut und Calcium und Phosphat als Puffer freigesetzt werden. Chronische Übersäuerung kann dem Knochen so wichtige Mineralstoffe entziehen. Mittlerweile sehen viele Experten z. B. die Osteoporose als typische Übersäuerungserkrankung an. Auch Karies, Haarausfall und brüchige Nägel können eine Folge sein.

Da Säuren aus verschiedenen Quellen stammen können, ist nicht jede Übersäuerung über die Ernährung korrigierbar, ist nicht jede Übersäuerung nach demselben Schema zu behandeln und in Eigenregie zu beseitigen. Neben einem Übermaß an säurebildenden Nahrungsmitteln und Genussgiften sind weitere wichtige Säurequellen Stress, Medikamente sowie akute und chronische Krankheiten.

Ein Säureüberschuss bzw. eine Übersäuerung kann verschiedene Ursachen haben:

- übermäßiger Anfall (Zufuhr oder Produktion) von Säuren
- unzureichende Zufuhr von Basen
- unzureichendes Recycling von Basen
- unzureichende Ausscheidung von Säuren
- übermäßiger Basenverlust

Hier gilt es natürlich, im Vorfeld nicht nur die Übersäuerung selbst zu diagnostizieren, sondern auch die Ursache unter die Lupe zu nehmen. Erst dann sollte eine entsprechende Therapie in Angriff genommen werden.

Die übliche Diagnose einer Übersäuerung mittels eines Urin-pH-Profils ist dabei nur begrenzt aussagekräftig, insbesondere, wenn Entsäuerungspräparate bereits zum Einsatz kommen. Einige Therapeuten haben sich daher auf die Interpretation von Mineralstoffen im Vollblut spezialisiert. Weiter hinten (Seite 46) erkläre ich dir, wie ich in der Praxis vorgehe.

Ebenfalls wichtig zu wissen: Übersäuerung ist kein konkreter Zustand.

Sie kann Ungleichgewichte im Zwischenzellraum beschreiben, kann aber auch innerhalb der Zelle auftreten. Das Verhältnis der Elektrolyte (Calcium, Kalium, Natrium, Magnesium) innerhalb und außerhalb deiner Zellen spielt eine wichtige Rolle dabei. Die Elektrolyte geben auch Aufschluss über deinen Zellstoffwechsel, also über Zustand und Belastung innerhalb der Zellen und im Zwischenzellgewebe sowie über den Austausch zwischen Zelle und Gewebe. Hier hilft uns die oben genannte Vollblutdiagnostik, die von spezialisierten Therapeuten durchgeführt wird. Im Rahmen dieser Diagnostik werden intra- und extrazelluläre Situation gegenübergestellt, um konkrete Aussagen und Therapieoptionen abzuleiten.

Eine entsprechende Diagnostik über die eben angesprochenen Blutparameter im Vorfeld einer Fastenkur ist für Menschen mit entsprechenden Problemen bzw. mit Hinweisen auf eine Entgleisung des Säure-Basen-Haushalts immer anzuraten!

Bei einer primär ernährungs- und stressbedingten chronischen Übersäuerung ist das Fasten eine großartige Möglichkeit, zu entlasten und zu entsäuern. Da die Ernährung im Regelfall ein wichtiger Hebel für eine langfristige Korrektur des Säure-Basen-Haushalts ist, empfehle ich dir meine 10 Goldenen Ernährungstipps (Seite 124).

Der Nahrungsverzicht beim Fasten führt dazu, dass dein Organismus Gelegenheit

Vorsicht vor Basentabletten und Entsäuerungspulvern!

Weil es an dieser Stelle passt und ich nach vielen Gesprächen mit Fastenwilligen weiß, dass diese Präparate sehr häufig zum Einsatz kommen, sobald das Thema Detox im Raum steht:
Ich rate dir (unabhängig vom Fasten) eindringlich davon ab, bei vermuteter Übersäuerung zu typischen Basentabletten oder Entsäuerungspulvern zu greifen. Je nach Ursache für deine Symptome können diese Präparate deine Regulation verschlechtern!

bekommt, sich um alte Depots zu kümmern und seine Ressourcen auf die Elimination entsprechender Belastungen zu konzentrieren.

Wie der Fastenpionier Hellmut Lützner formuliert, baut der Körper im Fasten nicht irgendwelche eiweißhaltigen Stoffe ab oder verbrennt irgendein Fett, sondern baut folgende Stoffe ab – und zwar in dieser Reihenfolge:

1. alles, was ihn belastet
2. alles, was er nicht braucht
3. alles, was ihn stört
4. alles, was ihn krank macht

Zudem führt die Umstellung auf körpereigene Energiereserven dazu, dass die Fettzellen des Bindegewebes bevorzugt mobilisiert werden.

Da neben Säuren auch verschiedene Giftstoffe bevorzugt in deinem Binde- bzw. Fettgewebe sowie der Leber eingelagert werden, gilt das Gesagte analog und zeigt sich das Potenzial des Fastens natürlich nicht nur in der Entsäuerung, sondern insgesamt in der Entgiftung bzw. »Entschlackung«. Die funktionsuntüchtigen Eiweiße werden mobilisiert, »Schlacken« können abgebaut werden, das gesamte Immunsystem wird aktiviert und stimuliert. In der Tat zeigen Studien z. B. sinkende Rheumafaktor-Titer (ein Maß für die Menge eines Antikörpers im Blut) im Verlauf einer Fastenkur.

Bei starken Belastungen empfehle ich spezielle Begleitmaßnahmen (Seite 81), um die Puffersysteme bzw. Entgiftungs- und Ausscheidungsorgane entsprechend zu unterstützen und negative Begleitsymptome zu vermeiden.

Einige Autoren bringen übrigens Erkrankungen wie Weichteilrheumatismus, Fibromyalgie und verschiedene Hauterkrankungen mit den in diesem Abschnitt geschilderten Einlagerungsmechanismen in Verbindung. Auch ich stelle in der Praxis häufig positive Effekte bei der Durchführung von Heilfastenkuren fest.

Die Praxiserfahrung zeigt übrigens, dass insbesondere die typischen »Problemzonen der Frau« (Bauch- und Hüftfett inklusive Cellulite) sehr positiv auf eine »Entschlackung« und v. a. Entsäuerung in Verbindung mit langfristiger basenüberschüssiger Ernährung reagieren. Es scheint, dass die dort gelagerten »Kilos« purzeln dürfen, sobald die »Schadstoffdepots« nicht mehr gebraucht werden.

Fasten ist keine Crash-Diät!

Eine Diät bezeichnet eine Kalorienrestriktion über einen definierten Zeitraum, bei dem du deinen Körper zwar mit Nahrung versorgst, jedoch ein deutliches Kaloriendefizit aufbaust. Nicht nur entspricht eine Diät selten den »normalen Essgewohnheiten« und geht häufig mit

Hunger, schlechter Laune und der Hoffnung auf ein baldiges Ende einher.

Sie führt außerdem niemals in eine echte Ketose, also den Stoffwechsel, der Fett verbrennt. Die Folge: Deine Hormone geraten durcheinander, der Stoffwechsel schaltet auf Sparflamme, Muskulatur wird abgebaut und dem Jojo-Effekt sind Tür und Tor geöffnet.

Studien zeigen, dass noch ein Jahr nach der Durchführung einer Diät und nach anfänglichem Gewichtsverlust die hormonellen Werte noch nicht wieder zu ihrer Ausgangslage zurückgekehrt sind. Eine (Crash-)Diät ist keinesfalls eine geeignete Methode zur gesunden und nachhaltigen Gewichtsreduktion.

Beim Fasten gelangst du, das habe ich vorne (Seite 13) beschrieben, über verschiedene Umstellungsphasen innerhalb von ca. drei Tagen in den Fastenstoffwechsel. Dieser ist gekennzeichnet durch eine sogenannte Ketose, also einen Zustand, bei dem dein Körper im Übermaß Fett verbrennt und zur Energiegewinnung heranzieht. Wie im Kapitel »Führt Fasten zum Abbau von Muskelmasse« (Seite 16) erwähnt, scheinen beim Fasten Fettzellen sogar nicht nur entleert, sondern abgebaut zu werden. Alles Effekte, die natürlich auch zu verminderter Körperfettmasse und zu Gewichtsverlust beitragen.

Du wirst sicherlich einen Gewichtsverlust beim Fasten feststellen. Auch der Umfang von Taille und Hüfte wird sich vermutlich verringern. Das ist allerdings nicht nur dem Fettabbau zu verdanken. Durch die unterschiedlichen Energieprogramme, die dein Körper in den verschiedenen Fasten-Phasen durchläuft, verändert sich auch deine Körperzusammensetzung. Das liegt daran, dass die unterschiedlichen Nährstoffe unterschiedliche Wasserbindungskapazitäten haben. Anfangs werden Kohlenhydrate und Proteine verbrannt; da diese extrem viel Wasser binden können, verläuft die Gewichtsreduktion verhältnismäßig schnell. Bist du so richtig satt in der Fettverbrennung (Ketose) angelangt, verlierst du langsamer Gewicht, da Fett nur wenig Wasser binden kann.

Außerdem spielen weitere Faktoren eine Rolle beim Gewichtsverlust:

- Die fehlende Zufuhr von Natrium in Verbindung mit verstärktem Wasserlassen führt anfangs zu verstärkter Gewichtsabnahme.
- Dein Energieumsatz sinkt, wenn Verdauungsaktivitäten auf Sparflamme laufen.
- Die Fastendauer kann zum Rückgang stoffwechselaktiver fettfreier Masse führen.

Das Fasten hat Gewichtsreduktion also definitiv nicht zum Hauptziel.

In erster Linie dient das Fasten der Entlastung, Ausleitung und Reinigung des Körpers, indem Stoffwechselabfallprodukte, Säuren und andere Toxine mobilisiert und ausgeschieden werden. So kann das Gewebe entlastet werden, gleichzeitig hat der Verdauungstrakt Pause und kann sich regenerieren, Entzündungsprozesse können abklingen, Stoffwechselaktivitäten sich regulieren, Stresshormone sich reduzieren.

Dennoch ist das Heilfasten ein toller Einstieg in eine Ernährungsumstellung:

- Zum einen ist es eine Zäsur. Vielen Menschen gelingt der Übergang in einen gesunden Lifestyle im stressigen Alltag nicht so gut. Sie brauchen einen Einschnitt, der gewissermaßen das »Ende des ungesunden Lebens« markiert.
- Zum anderen bringt Fasten u. a. durch die gesteigerte Serotoninkonzentration im Blut Glücks- und Erfolgsgefühle mit sich. Diesen Schwung kannst du hervorragend nutzen, um danach direkt in einen gesunden alltagstauglichen Ernährungstrott einzuschwenken.

Hilfreich ist dabei sicherlich auch die Genussgift-Entwöhnung vor und während der Fastenwoche. Dein Heißhunger auf Süßes dürfte mittlerweile Geschichte sein. Ebenso solltest du nach der Nahrungsabstinenz kein Problem (mehr) damit haben, dich auf 2–3 sättigende Mahlzeiten täglich zu beschränken. Da dein Geschmacksempfinden sich mit hoher Wahrscheinlichkeit auch intensiviert hat, kann ich mir gut vorstellen, dass du in Zukunft auch keine künstlichen Geschmacksverstärker, Aromen oder übermäßige Süßung mehr brauchst, dass dir Fast Food und Fertignahrung gar nicht mehr so richtig schmecken und dass du mit »normalen« natürlichen frischen Lebensmitteln zufrieden und glücklich bist.

Im Kapitel »Meine 10 Goldenen Ernährungstipps« für »das Leben danach« (Seite 124) gebe ich dir ein paar Ideen mit, wie du deine Alltagsernährung in Zukunft mithilfe zehn einfacher familientauglicher Tipps optimieren kannst.

Wann kann Heilfasten infrage kommen?

Vielen hilft Heilfasten, um aus schwierigen oder ungünstigen gesundheitlichen Situationen herauszufinden. Vielleicht ist es auch der richtige Weg für dich.

In der Praxis zeigt sich der Erfolg des Heilfastens in manchen Situationen besonders stark. Diese führe ich im Folgenden auf.

Das Thema Fasten bzw. Detox kann für dich bei folgenden Situationen relevant sein:

- wenn der Stoffwechsel träge ist
- bei einem metabolischen Syndrom, bei beginnender Insulinresistenz
- bei einer Stoffwechselbelastung durch Übersäuerung, suboptimale Ernährung, Stress, Alltags- oder Umweltgifte
- bei bekannter Schwermetallvergiftung, z. B. nach Amalgamentfernung
- bei Magen-Darm-Beschwerden (z. B. Darmbelastungen, Reizdarm, Reizmagen, Fehlbesiedlungen wie SIBO und IMO, Sodbrennen, Candidosen, Leaky-Gut-Syndrom)
- bei unspezifischen Überreaktionen der Haut (z. B. Akne, Rosacea, Nesselsucht, Ekzeme, Flush, Neurodermitis)
- bei Allergien und Unverträglichkeiten aller Art
- bei Infektanfälligkeit und einem schwachen Immunsystem
- bei unspezifischer Erschöpfung und Müdigkeit sowie Schlafstörungen
- bei häufigen Kopfschmerzen, Migräne
- bei Gelenkschmerzen, rheumatischen Beschwerden
- bei Übergewicht trotz »eigentlich« gesunder Ernährung
- wenn man eine jährliche »Grundreinigung« des Organismus durchführen möchte

Beachte bitte, dass ich damit nicht sage, dass die genannten Symptome zwangsläufig Symptome einer »Vergiftung« sind, allerdings können sie mit Belastungen deines Körpers, speziell des Darms und des Bindegewebes, zu tun haben, die er allein gerade nicht in den Griff bekommt.

Welche Zeit eignet sich fürs Fasten?

Viele Menschen fasten am liebsten im Frühjahr (und ggf. ein zweites Mal im Herbst). Diese Übergangsjahreszeiten, in denen es auch in der Natur um Erneuerung, Reinigung, Transformation geht, bieten sich traditionell zur körperlichen Reinigung, Erneuerung und Entschlackung an. Zudem liefert dir die Natur im Frühjahr zahlreiche Heilpflanzen, die du hervorragend in deine Kur integrieren kannst.

Grundsätzlich spricht jedoch nichts gegen eine andere Jahreszeit.

Aus Gründen der Alltagstauglichkeit ist zudem ein entsprechender Abstand zu Festlichkeiten und Feiertagen sicherlich sinnvoll, um deine gesunde Ernährung auch im Vorfeld bzw. im Nachgang der eigentlichen Fastenkur entsprechend durchhalten zu können.

Fasten im Mondrhythmus?

Wenn du dich mit Mondrhythmen eingehender beschäftigt hast, kannst du leicht nachvollziehen, dass sich nach den zugrundeliegenden Theorien der abnehmende Mond eher zum Fasten eignet als der zunehmende. Die Praxiserfahrung bestätigt (zumindest in meiner Praxis), dass selbst »Mondungläubige« sich beim abnehmenden Mond leichter mit dem Fasten tun. Wer also die Möglichkeit hat, im abnehmenden Mond zu fasten, der sei ermuntert, dies einmal auszuprobieren.

Kann man im Arbeitsalltag fasten?

Das hier vorgestellte modifizierte Fasten ist grundsätzlich gut in einen »normalen« Alltag zu integrieren. Als »Schreibtischtäter« kannst du theoretisch voll arbeiten. Vielen Menschen fällt durch die

Lieber nicht im Hochsommer fasten

Der Hochsommer ist für viele Menschen aufgrund der hohen, kreislaufbelastenden Temperaturen eine echte Herausforderung. Willst du unbedingt im Sommer fasten, achte wegen der höheren Temperaturen darauf, dass du dich nicht überforderst, deinen Kreislauf sanft in Schwung hältst und dich ausreichend mit Flüssigkeit versorgst! Vermeide intensive Sonnenbestrahlung und »Braten« in der Hitze, das kann deinen Körper zu stark belasten.

Ablenkung das Durchhalten sogar leichter. Die hier vorgestellten Begleitmaßnahmen verhindern im Regelfall Leistungseinbrüche. Da die Verdauung keine Energie benötigt, wird meist weniger Schlaf benötigt, der Geist ist wacher, die Vitalität steigt.

Dennoch ist dein Körper während des Fastens Umstellungsprozessen unterworfen, die ihn fordern. Die Reserven für die Fastenwoche müssen außerdem erst einmal freigesetzt werden.

Gerade als Erst-Fastende*r solltest du deinen Körper nicht mit den gewohnten 100 % belasten, sondern Freiräume schaffen, in denen du bei Bedarf auch einmal die Füße hochlegen oder einen Spaziergang machen kannst. Das gilt insbesondere, wenn du körperlich schwer arbeitest, denn dann brauchst du ja grundsätzlich ohnehin schon mehr Energie (Kalorien) und Mikronährstoffe.

Wenn du deine Arbeitszeit flexibel gestalten oder verkürzen kannst, kannst du Puffer schaffen, in denen du Regenerationsbedürfnissen nachgeben kannst.

In meiner Praxis plane ich die Fastengruppen immer so, dass die ersten beiden Vollfastentage auf ein Wochenende fallen, da die meisten an diesen beiden Tagen frei haben. So ist bereits ein Drittel der Vollfastenzeit einschließlich des »Abführtages« sowie des hinsichtlich Umstellungsvorgängen kritischsten zweiten Tages überstanden, wenn es am Montag wieder zur Arbeit geht. Bei abweichenden Arbeitszeiten bietet es sich an, die ersten beiden Vollfastentage analog auf freie Tage zu legen.

Nimmst du dir fürs Fasten Urlaub, profitierst du natürlich von den Vorteilen flexibler Zeiteinteilung. Das leitet uns auch schon zur nächsten Frage:

Freiräume einplanen

Fasten bedeutet Reinigung, Entschlackung und Abwerfen von Ballast, alles Prozesse des Abgebens und Loslassens. Unabhängig von religiösen Motiven geht damit im Regelfall auch ein Loslassen auf seelischer Ebene einher bzw. fallen entsprechende Prozesse während des Fastens leichter (mehr dazu im »Kapitel Geist, Seele & das Fasten-Erfolgs-Mindset«, Seite 112). Wenn du auf allen Ebenen von den Vorteilen des Fastens profitieren möchtest, tust du sicherlich gut daran, dir auch aus diesem Grund entsprechende Freiräume zu schaffen, die eine Beschäftigung mit dir und/oder mit kreativen Prozessen erlauben.

Wo fastet man am besten?

Zu Hause

Wie schon beschrieben, eignet sich vorliegendes Fastenkonzept für die Durchführung zu Hause. Für grundsätzlich gesunde Menschen, die den Energieschub des Fastens in den Arbeitsalltag integrieren möchten, ist das Fasten im eigenen Heim unter selbstständiger Organisation aller Begleitmaßnahmen durchaus eine gute Sache.

Das gilt insbesondere, wenn du dich selbst gut motivieren kannst, diszipliniert bist, Ziele gut verfolgen kannst, dich nicht leicht verunsichern lässt und dich im Zweifelsfall bei Fragen gern mit Literatur beschäftigst und vor allem natürlich, wenn du bereits Fastenerfahrung hast. Alleine zu fasten heißt dabei im Übrigen ja nicht zwangsläufig, auf therapeutische Begleitung zu verzichten: Auch als Einzelfastende*r kann man sich von entsprechenden Therapeut*innen begleiten lassen und den Betreuungsumfang individuell vereinbaren.

In einer Fastenklinik oder in einem Hotel

Für chronisch Kranke, die ggf. sogar eine längere Fastendauer planen, empfiehlt sich vielleicht sogar der Aufenthalt in einer spezialisierten Fastenklinik. Vorteil neben einer professionellen und individuellen Betreuung und einem Monitoring des Gesundheitszustandes ist natürlich auch der Abstand vom Alltag und die Chance, sich komplett auf die Fastenerfahrung einzulassen. Häufig ist es in diesem Zusammenhang auch möglich, vor Ort ergänzende, wohltuende und auch den Fastenerfolg steigernde Angebote und Maßnahmen wahrzunehmen (z.B. Saunagänge, Wellnessanwendungen, Bewegungs- oder Entspannungsangebote). So kann das Fastenerlebnis zu einem Kopf-bis-Fuß-rundum-Wohlfühlprogramm werden.

Auch für Gesunde ist der Aufenthalt in einer Fastenklinik bzw. einem Fastenkurheim natürlich möglich und birgt dieselben, eben beschriebenen Vorteile.

Vielerorts werden Fastenwochen auch in ausgewiesenen Urlaubs- bzw. Kurorten angeboten. Selbst, wenn der Aufenthalt in einem Hotel und das Fasten durch Teilnahme an ambulanten Gruppen stattfindet, ist der Faktor »Abstand vom Alltag« nicht zu vernachlässigen.

In einer ambulanten Fastengruppe

Ein guter Kompromiss kann eine Fastengruppe sein.

Hier steht dein Bauchgefühl, deine Eigenmotivation und deine Lust auf Austausch mit Gleichgesinnten im Zentrum der Entscheidungsfindung.

Wenn du noch keine Fastenerfahrung hast und viel aus dem Austausch mit anderen ziehst, auch in Sachen Motivation, bist du sicherlich gut beraten, dich einer Gruppe anzuschließen. Im Regelfall bieten regelmäßige Gruppentreffen im Verlauf der Fastenwoche Gelegenheit, sich auszutauschen, Fragen zu stellen, sich gegenseitig zu ermutigen und Bekanntschaften mit Gleichgesinnten zu knüpfen. Häufig ergeben sich aus solchen Gruppen auch gemeinsame Bewegungseinheiten oder Kochabende im Nachgang der Fastenwoche.

Online-Fastengruppen können eine Alternative sein, wenn in deiner Nähe oder zu dem von dir angepeilten Fastenzeitraum keine »echte« Gruppe angeboten wird.

Wie lange und wie oft soll ich fasten?

Dein Ziel, dein Gesundheitszustand und deine körperliche Ausgangssituation sind maßgeblich für diese Entscheidung.

Dauer einer Fastenkur

Gesunde Menschen können theoretisch mehrere Wochen ohne feste Nahrung auskommen. Für manche Indikationen empfiehlt sich in der Tat eine Fastendauer von 2–3 Wochen, um Beschwerden zu therapieren. Gerade bei den in diesem Fall zumeist zugrundeliegenden chronischen Erkrankungen (z. B. Migräne, rheumatische Erkrankungen) ist jedoch ein therapeutisch begleitetes Fasten anzuraten, um Krankheitsschübe oder Ähnliches adäquat abfangen zu können. Ich empfehle dir, dich bei entsprechender Erkrankung beim Langzeitfasten therapeutisch beraten und begleiten zu lassen oder ggf. sogar eine spezialisierte Fastenklinik aufzusuchen.

Für ein Fasten auf eigene Faust empfehle ich dir, nicht über eine gute Woche des Vollfastens hinauszugehen. Insbesondere Fastenneulinge sollten sinnvollerweise eher mit einer kürzeren Kur Erfahrungen sammeln, bevor sie sich längere Fastendauern zumuten. In diesem Buch beschreibe ich das Vorgehen bei sechs Vollfastentagen. Das ist ein Zeitraum, der erfahrungsgemäß gut durchzuhalten ist und gleichzeitig gute Effekte bewirkt.

In dieser Zeit kannst du bereits eine grundlegende Umstimmung des Organismus einleiten. Umso mehr, da du in den zwei Wochen vor Beginn der Vollfastentage bereits einiges an »Vorarbeit« leistest. Dein Organismus hat bereits reichlich Gelegenheit, Säurelast loszuwerden, Schadstoffdepots abzubauen und Belastungen zu reduzieren. Die sechs Vollfastentage fußen somit auf bestens vorbereitetem Terrain.

Mit Bezug auf die vorne (Seite 13) beschriebene phasenweise Umstellung der Energiegewinnung, empfiehlt sich eine Mindestfastendauer von sechs Vollfastentagen. Da dein Körper erst ab dem dritten

Fastentag vollends auf den Fastenstoffwechsel umstellt, werden erst dann die vollen Potenziale des Fastens wirksam.

Nutzt du das Heilfasten präventiv als regelmäßige, 1- oder 2-mal jährlich durchgeführte Grundreinigung des Organismus, empfehle ich die in diesem Ratgeber beschriebenen sechs Vollfastentage.

Praktischerweise spricht ja auch nichts dagegen, am geplant letzten Fastentag spontan umzuentscheiden und noch einen Tag oder sogar mehrere Tage dranzuhängen. Entscheidend ist dabei insbesondere das Befinden – sofern du dich auf allen Ebenen wohlfühlst, Kreislauf und Motivation mitmachen, spricht zumeist nichts gegen eine Verlängerung. Im Zweifelsfall solltest du ärztlichen Rat einholen bzw. Fastentherapeut*innen zu Rate ziehen.

Kann man mehrmals im Jahr fasten?

Fasten bedeutet für deinen Körper einerseits zwar Entlastung, Entschlackung und Regeneration, anderseits aber auch eine Belastung durch die Umstimmung. Dein Stoffwechsel durchläuft verschiedene Umstellungsprozesse, und die angegriffenen Depots reichen nur für einen bestimmten Zeitraum, ohne der Gesundheit zu schaden. Wenn du nach den Empfehlungen in diesem Buch fastest, wird dein Körper zwar bestmöglich unterstützt und Stress wird deutlich reduziert, dennoch ist die Umstellung eine Herausforderung für deinen Organismus.

Von daher empfehle ich, im Regelfall höchstens alle vier bis sechs Monate zu fasten. Für die meisten Menschen ist die bereits oben angedeutete 1- bis 2-malige Durchführung pro Jahr absolut ausreichend.

Wie immer kann es spezielle Beschwerdebilder und Indikationen geben, bei denen die Empfehlung abweicht. Dabei geht es wiederum ums therapeutische Fasten. Dies ist ggf. ärztlich bzw. mit Fastentherapeut*innen abzuklären.

Kann man während des Fastens Sport treiben?

Ja, das kann man! Körperliche Aktivität ist im Übrigen das beste Mittel gegen Muskelabbau. Ein Muskel, der gebraucht und aktiviert wird, baut sich nicht so schnell ab.

Darum empfehle ich dir auch (oder gerade) beim Fasten regelmäßige Bewegung, vom flotten Spaziergang bis hin zu Yoga oder Dehnungsübungen.

Beim Sport atmest du in der Regel auch vertieft. Das ist ein weiterer Effekt, den du dir zunutze machen kannst, um übermäßige Säuren abzuatmen. Weiter hinten (Seite 109) findest du dazu weitere Informationen.

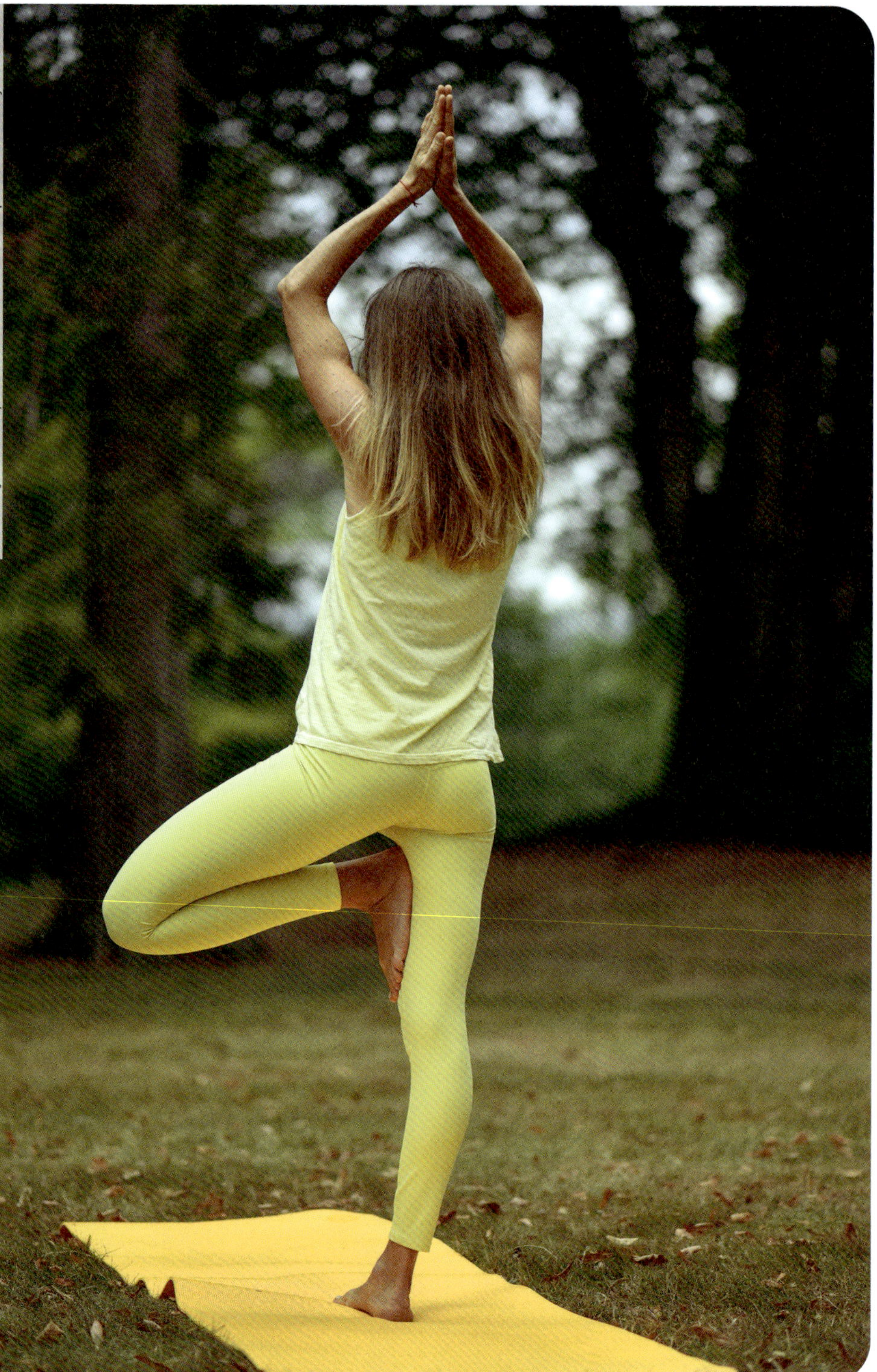

© Natalje Dietrich/stock.adobe.com – Stock photo. Posed by a model

Wichtig ist, dass du im aeroben Bereich trainierst, um unnötige Laktatbildung zu vermeiden. Du solltest deine sportliche Aktivität also zum einen individuell anpassen, und zum anderen auf ca. 50 bis 75 % deiner normalen Intensität reduzieren. Gerade bei Erst-Fastenden empfehle ich zunächst 50 % Intensität, die dann mit zunehmender Erfahrung angepasst werden kann.

Beachte bitte, dass du meist nicht während des Sports merkst, dass du es übertrieben hast. Die »Keule« kommt meistens erst danach. Lass es also langsam angehen!

Fasten und rauchen – passt das zusammen?

Dass das Rauchen generell gesundheitsschädigend ist, ist dir vermutlich klar.

Da es beim Heilfasten darum geht, Giftstoffe auszuscheiden, ist das Rauchen natürlich kontraproduktiv. Das heißt nicht, dass alle Effekte komplett zunichte gemacht werden, dennoch wäre dein Körper ja beim Rauchen damit beschäftigt, zusätzliche Toxine zu verarbeiten und rauszuschmeißen. Außerdem würde die Lunge (auch ein wichtiges Ausleitungsorgan) in ihrer Funktion beeinträchtigt, und sie kann sogar geschädigt werden.

Wenn dich diese Frage bewegt, bist du vermutlich Raucher*in und hast vielleicht Sorge, auf die Zigarette nicht verzichten zu können.

Tipp Vielleicht testest du das mit dem Fasten einfach mal entspannt aus – du wärst nicht der/die Erste, der/dem die Kippe plötzlich gar nicht mehr schmeckt. Vielleicht nervt dich das Raucherdasein ja ohnehin schon länger und du hättest »eigentlich« sogar Lust, aufzuhören. Dann kann das Fasten eine tolle Gelegenheit sein, sich das sozusagen im Vorbeigehen abzugewöhnen.

Ansonsten haben viele Fastende tolle Erfahrungen auch mit einer parallel laufenden Hypnosetherapie zur Rauchentwöhnung gemacht – am besten kurz vorher die erste von typischerweise maximal zwei Sitzungen terminieren, dann flutscht das beim Fasten meist ganz von selbst.

Sollte man fasten, wenn man sehr schlank ist?

Fasten ist keine Diät. Es dient nicht dem Gewichtsverlust. Dennoch führt ein Fasten erfahrungsgemäß auch zu einem Verlust an Fettmasse und Gewicht. Für viele Menschen ist das ein willkommener Begleiteffekt. Für sehr schlanke Menschen wiederum stellt das durchaus ein Hinderungskriterium dar, weil sie befürchten, durch eine Fastenkur zu viel Gewicht zu verlieren.

Gehörst du zu letzterer Gruppe, kannst du trotzdem mit der vorliegenden Anleitung fasten und von den gesundheitlichen Vorteilen des Fastens profitieren. Auch schlanke Menschen verfügen über Reserven für kurze Fastendauern – anders hätten wir im Lauf der Menschheitsgeschichte nicht überleben können. Auch werden beim Fasten zunächst »überflüssige« Depots und Ablagerungen abgebaut, bevor der Organismus lebenswichtige Reserven angeht.

Folgende Dinge kannst du beachten, wenn du Angst vor Gewichtsverlust hast bzw. feststellst, dass du beim Fasten (zu) schnell an Gewicht verlierst:

- Passe deine Fastendauer an. Ich empfehle dir maximal sechs Vollfastentage, um zwar einerseits von den Vorteilen des Fastenstoffwechsels zu profitieren, andererseits aber den Verlust von Fettmasse in Grenzen zu halten.
- Aktiviere während des Fastens sanft deine Muskulatur, damit du übermäßigem Verlust von Muskelmasse vorbeugst.
- Starte mit der Fastenkur und beobachte, wie sich dein Gewichtsverlust entwickelt. Am besten mithilfe einer Körperanalysewaage, um festzustellen, ob du eher Muskelmasse oder Fettmasse abbaust.

Wenn du feststellst, dass du tatsächlich zu schnell an Gewicht verlierst, helfen dir folgende Maßnahmen:

- Setze den Fludding (Seite 155) als Begleitmaßnahme ein. So führst du darmgesunde Kohlenhydrate und Ballaststoffe in kleiner Menge zu, ohne aus dem Fastenstoffwechsel zu fallen.
- Nimm täglich 20 bis 30 g eines veganen Proteinpulvers als Shake (z. B. aus Erbsenprotein) zu dir. Achte darauf, dass du ein qualitativ hochwertiges Proteinisolat kaufst, das ohne Weizen, Soja, Emulgatoren, Zusatzstoffe, Zuckerzusätze oder Sucralose auskommt. Auf meiner Webseite findest du Empfehlungen, die ich in der Praxis ausspreche.

Was gilt bei der Einnahme von Medikamenten?

Beachte bitte, dass Nahrungsverzicht bzw. ein leerer Magen Auswirkungen auf Wirkung und Verträglichkeit verschiedener Medikamente haben können.

Solltest du orale Antikontrazeptiva (Anti-Baby-Pille) einnehmen, dann sei dir bitte darüber im Klaren, dass intensives Abführen vor bzw. während des Fastens deren Wirkung aufheben kann.

Bei der Einnahme folgender Medikamente müssen eventuell Anpassungen in der Dosierung erfolgen:

- Blutdruckmedikamente (v. a. Betablocker und Diuretika)
- nichtsteroidale Antirheumatika (NSAR)
- Kortisonpräparate
- Diabetesmedikamente
- Blutverdünner (Antikoagulanzien)
- Antiepileptika
- Psychopharmaka (v. a. Lithium und Neuroleptika)

Bitte lass dich hier vom verschreibenden Arzt/von der verschreibenden Ärztin beraten!

Wer darf nicht (auf eigene Faust) fasten?

Auf eigene Faust sollten nur »grundsätzlich gesunde Menschen« fasten. Bei Unsicherheit empfehle ich dir definitiv, dir eine ärztliche »Unbedenklichkeitsbescheinigung« ausstellen und dich ggf. beraten zu lassen. Oder du schließt dich einer entsprechenden betreuten Fastengruppe an oder fastest in therapeutischer Begleitung.

Insbesondere bei folgenden Krankheitsbildern bzw. Zuständen solltest du die Finger vom Fasten in Eigenregie lassen (Kontraindikation):

- Schwangerschaft & Stillzeit
- Krebserkrankungen (akut oder vor kurzem durchlebt)
- Tuberkulose
- andere zehrende Erkrankungen wie z. B. HIV
- schwere Nierenleiden/Niereninsuffizienz
- schwere Lebererkrankungen
- Diabetes mellitus Typ 1
- wiederkehrende Magen- oder Zwölffingerdarmgeschwüre
- Gicht
- manifeste Schilddrüsenüber- oder -unterfunktion
- Rheuma
- schwere Neurodermitis
- Asthma
- höhergradige Herzrhythmusstörungen und/oder Gefäßschäden
- Essstörungen (z. B. Bulimie, Magersucht, Esssucht)
- starkes Untergewicht oder Erschöpfungszustände
- Psychosen, Depressionen
- regelmäßige Einnahme von Medikamenten, u. a. Marcumar, Betablocker, Cortison oder Immunsuppressiva

Einige der genannten Krankheitsbilder stellen dennoch Indikationen für das therapeutische Fasten dar. Allerdings solltest du dabei begleitet und sollten Fastendauer, Fastenplan und Begleitmaßnahmen ganz individuell angepasst werden. Halte bei Vorliegen eines der genannten Krankheitsbilder bitte unbedingt Rücksprache mit Arzt/Ärztin sowie erfahrenen Fastentherapeut*innen, ob und in welcher Form zumindest ein begleitetes Fasten möglich ist.

Keinesfalls fasten sollten Kinder und Jugendliche, Schwangere und Stillende.

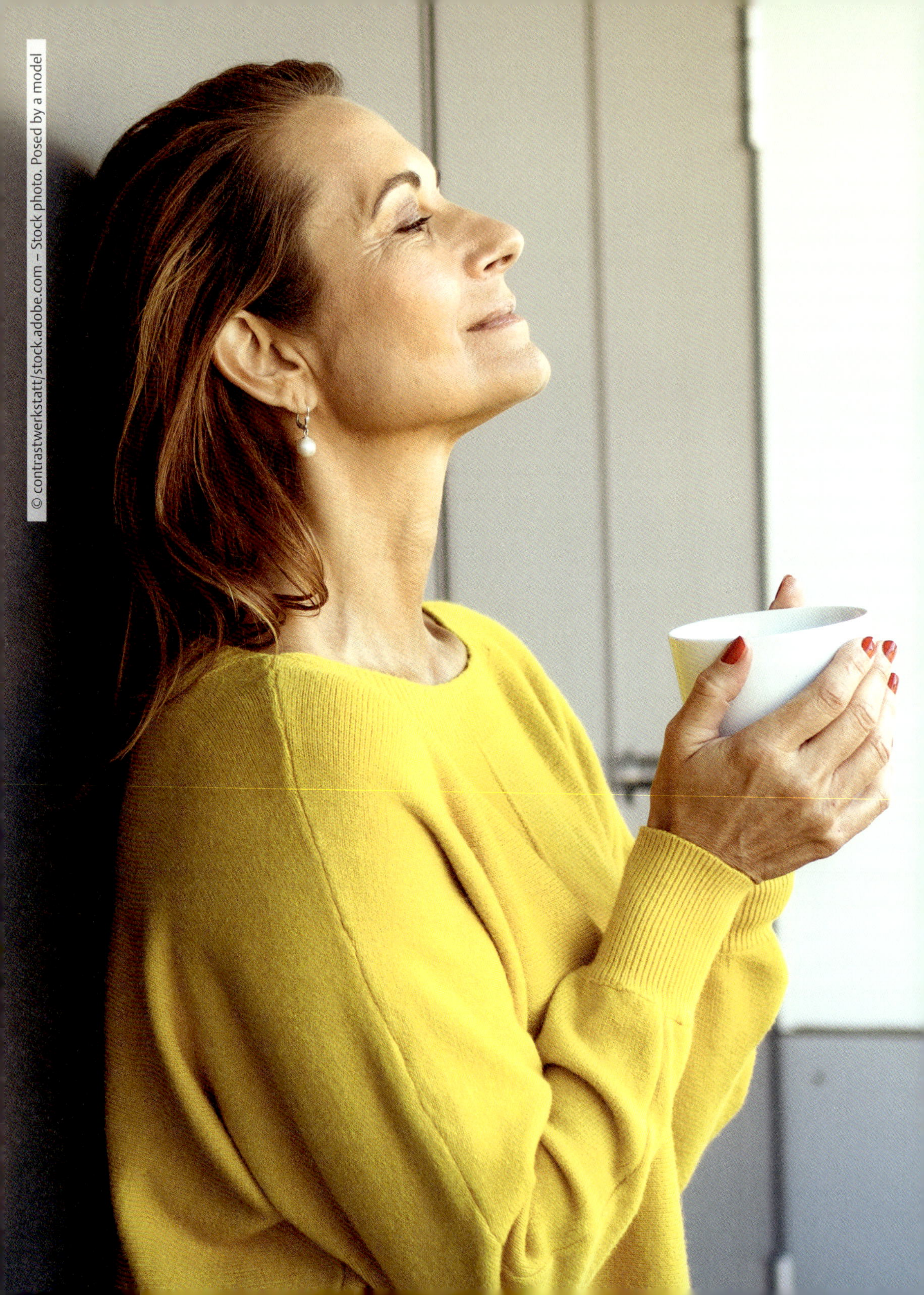
© contrastwerkstatt/stock.adobe.com – Stock photo. Posed by a model

Mein Masterplan für gesundes Heilfasten

In diesem Kapitel gebe ich dir ganz praktische Hinweise für deine Fastenwoche sowie nützliche Tipps, die dir bei möglichen Krisen hilfreich sein können.

Wie sollte ich mich vorbereiten?

Möchte man fasten, sollte man nicht einfach von heute auf morgen damit loslegen. Dazu gehört auch eine gute Vorbereitung, die aber nicht aufwendig ist.

Für einige Vorbereitungsschritte solltest du dich mit Fachleuten abstimmen, andere kannst du ganz alleine treffen. Bedenke: Je besser du dich auf das Heilfasten vorbereitest, desto wahrscheinlicher ist es, dass du das Programm durchhältst. Du belohnst dich also selbst, wenn du dir einen Plan zurechtlegst! Im Folgenden erläutere ich, was im Vorfeld alles zu bedenken ist.

Ärztlich beraten und Blutwerte bestimmen lassen

Wenn du fasten möchtest, empfehle ich dir, das einmal kurz mit deinem Hausarzt/deiner Hausärztin zu besprechen und dir die Unbedenklichkeit bescheinigen zu lassen.

Vor allem gilt das natürlich fürs therapeutische Fasten, das typischerweise mit längeren Fastendauern arbeitet und stärker an die Reserven geht. Auch beim kurzzeitigen Fasten für Gesunde ist eine individuelle Beratung insbesondere für Fastenneulinge absolut sinnvoll.

Vielleicht nutzt du den Arztbesuch auch gleich, um ein paar Blutparameter bestimmen zu lassen. Nur ein gut versorgter Körper hat alle Ressourcen, um störungsfrei zu funktionieren und Höchstleistungen zu vollbringen. Und je nach Belastungslevel kann Fasten durchaus eine Höchstleistung für deinen Körper sein.

Dein Körper benötigt diverse Bau-, Funktions- und Reparaturstoffe, um gesund, vital und glücklich zu sein. Nur, wenn – bildlich gesprochen – genügend Mitarbeiter, Werkzeuge und Material in deinem Körper vorhanden sind, kann er alle Prozesse, Körper-, Zell- und Stoffwechselfunktionen optimal ausführen. Nur dann kann Entgiftung, Regeneration und Heilung stattfinden.

Jede einzelne Körperzelle muss optimal mit Energie und Vitalstoffen versorgt werden, um allen Anforderungen gerecht zu werden, die du den lieben langen Tag an deinen Körper stellst. Das gilt fürs »normale Leben«, aber natürlich auch und insbesondere für die Fastenzeit.

Beim Fasten arbeitet nämlich deine Müllabfuhr (u. a. Zellstoffwechsel, lymphatisches System, Ausleitungs- und Entgiftungsorgane) auf Hochtouren und schmeißt Abfallstoffe und Toxine aus deinem Körper heraus. Während des Fastens nimmst du (fast) keine Nährstoffe zu dir, führst dir somit auch keine Vitalstoffe (z. B. Vitamine, Vitaminoide, Mineralstoffe, Antioxidantien, sekundäre Pflanzenstoffe) zu.

In der Regel bleiben die Elektrolytkonzentrationen (Natrium, Kalium, Calcium, Magnesium) im Blutserum beim Kurzzeitfasten relativ konstant. Zu einigen Vitaminen gibt es Beobachtungen, dass deren Konzentrationen während des Fastens absinken, wenngleich das nicht mit Leistungseinbußen oder negativen Symptomen verbunden ist. Der Körper scheint hier über entsprechende Sparmaßnahmen Defizite zu vermeiden.

Bei einem gesunden und mikronährstofftechnisch gut versorgten Menschen ist darum im Kurzzeitfasten typischerweise keine Zufuhr von Vitalstoffen nötig.

Da ich in der Praxis seit Jahren auf Basis von Blutuntersuchungen arbeite, stelle ich fest, dass die meisten Menschen (unabhängig vom Fasten) zum Teil massive Nährstoffmängel aufweisen. Zum Teil auch, ohne bereits besonders auffällige Symptome zu produzieren. In diesen Fällen kann in einer Fastenwoche ein Nährstoffmangel durchaus verstärkt werden.

Ich empfehle darum jedem und jeder Fastenwilligen, sich im Vorfeld des Fastens einem vernünftigen (!) Check-up zu unterziehen. Und damit meine ich explizit nicht den zweijährlichen Check-up in der Hausarztpraxis.

Folgende Werte erlauben einen guten Überblick über Versorgungsstatus und Stoffwechsel- und Entgiftungskapazität:
- Differenzialblutbild
- Mineralstoffe im Serum und im Vollblut (Calcium, Kalium, Natrium, Magnesium, Zink, Eisen, Selen, Kupfer)
- Co-Enzym Q10
- Aminosäureprofil mit über 20 essenziellen und semi-essenziellen Aminosäuren, dazu gehören bei mir Leucin, Isoleucin, Valin, Threonin, Lysin, Methionin, Phenylalanin, Tryptophan, His-

tidin, Glycin, Alanin, Serin, Arginin, Cystein, Tyrosin, Prolin, Hydroxyprolin, Glutaminsäure, Glutamin, Asparaginsäure, Asparagin, Citrullin, Taurin und Ornithin
- Fettsäureprofil, das gesättigte, einfach und mehrfach ungesättigte Fettsäuren aufschlüsselt und Aussagen enthält über Myristinsäure, Palmitinsäure, Stearinsäure, Arachinsäure, Behensäure, Lignocerinsäure, Palmitoeinsäure, Ölsäure, Nervonsäure, Omega 3 (ALA, EPA, DHA), Omega 6 (LA, GLA, DGLA, AA); meist werden dann noch Indizes und Quotienten mit ausgegeben
- Vitamin D
- Leberwerte: GOT, GPT, GGT
- Harnsäure
- Nierenwerte: Harnstoff, Kreatinin
- »Entgiftungstaxi« Glutathion (gesamt, reduziert und oxidiert)

Am besten einmal im Jahr durchchecken lassen

Solch ein Check-up ist unabhängig vom Fasten einmal jährlich zu empfehlen. Nach einer umfassenden Standortbestimmung in den Folgejahren mindestens in Bezug auf »auffällige« Werte. Denn schließlich helfen dir die Ergebnisse der Blutuntersuchung auch nach der Fastenwoche, deine Defizite im Blick zu behalten und Mängel zu beseitigen bzw. ihnen vorzubeugen.

Solltest du Beschwerden im Magen-Darm-Trakt haben, kann es sinnvoll sein, die Darmbarriere über die beiden Werte IFABP (Intestinal Fatty Acid Binding Protein) und Zonulin im Blut genauer unter die Lupe zu nehmen, um ggf. Regenerationsprozesse bei Darmbarrierestörungen oder sogar Leaky-Gut-Syndrom sinnvoll zu unterstützen.

Falls du bestimmte Vorerkrankungen oder Symptome mitbringst, können ggf. zusätzliche Werte sinnvoll sein, um z. B. Schilddrüsenaktivität, Allergieneigung oder Hormonstatus genauer einschätzen zu können. Das muss individuell betrachtet und mit den begleitenden Therapeut*innen besprochen werden.

Es gibt hervorragende Bücher, die die Relevanz von Mikronährstoff-Untersuchungen und auch den Umgang mit Mängeln thematisieren; solltest du keine Nährstoffspezialist*innen zur Begleitung haben, empfehle ich dir die Lektüre. Meine aktuellen Favoriten sind die Werke von Gröber und Orfanos-Boeckel (die Titel findest du hinten bei den Quellenangaben).

Säure-Basen-Haushalt unter die Lupe nehmen

Bei starker Übersäuerung kann es sinnvoll sein, im Vorfeld der Fastenwoche spezielle Entsäuerungsmaßnahmen zu ergreifen. In einigen Fällen kann die unterstützende Einnahme von Basentabletten angezeigt sein. In anderen Fällen sind diese wiederum nicht zielführend und in manchen Fällen sogar kontraproduktiv!

Ich habe dir bereits erklärt, dass der Begriff Übersäuerung nicht eindeutig ist und eine Übersäuerung unterschiedliche Ursachen haben kann (siehe dazu Säure-Basen-Haushalt, Seite 25). Darum ist es an dieser Stelle leider nicht möglich, allgemeingültige Hinweise zu geben, wie eine mögliche Entsäuerung in Angriff genommen werden sollte. Hier solltest du im Zweifelsfall erfahrene Therapeut*innen zu Rate ziehen, die sich mit der bereits erwähnten Vollblutdiagnostik auskennen.

Einen groben Überblick darüber, inwieweit Übersäuerung ein Thema ist, kann ein Überblick über die typischen Ernährungsgewohnheiten geben. Stehen vorrangig Säurebildner auf deinem Plan, ist ein Ungleichgewicht wahrscheinlicher als bei basenüberschüssiger Ernährung.

Ein Urin-pH-Profil kann bei Nierengesunden eine Tendenz liefern (mehr aber auch nicht). Die Säureausscheidung über Nieren und Urin unterliegt einem recht typischen Tagesprofil, das ich dir in der folgenden Abbildung (Seite 48) aufgezeichnet habe. Über drei Tage wird bei jedem Wasserlassen mittels eines pH-Indikatorpapiers (in der Apotheke erhältlich) der pH-Wert des Urins gemessen und in die Normkurve eingetragen.

Es sollte zweimal pro Tag ein basischer Wert erreicht werden. Liegt deine eigene Kurve deutlich entfernt von der Normkurve, ist dies ein Indiz dafür, dass dein Säure-Basen-Haushalt genauer unter die Lupe genommen werden sollte.

Im Übrigen ist es normal, dass der Urin überwiegend sauer ist – dies ist kein pauschales Zeichen einer Übersäuerung, wie viele glauben! Der Urin muss überwiegend sauer sein, da die Nieren unser Haupt-Säureausscheidungsorgan sind und die überschüssigen Säuren über den Urin ausgeschieden werden müssen. Interessant wird es aus dieser Warte beispielsweise, wenn der Urin nur noch oder überhaupt nicht oder im Übermaß sauer ist.

Wichtig ist, dass du wirklich bei jedem Wasserlassen einen Wert notierst. Misst du, wie häufig empfohlen, nämlich nur 2- bis 3-mal täglich, verpasst du möglicherweise genau die zwei basischen Werte und verfälschst die ohnehin schon recht vage Aussage zusätzlich.

Detaillierte und zu 100 % verlässliche Aussagen sind leider über die Urin-pH-Messung nicht möglich. Hier braucht es die bereits erwähnte deutlich aussagekräftigere Diagnostik über das Labor.

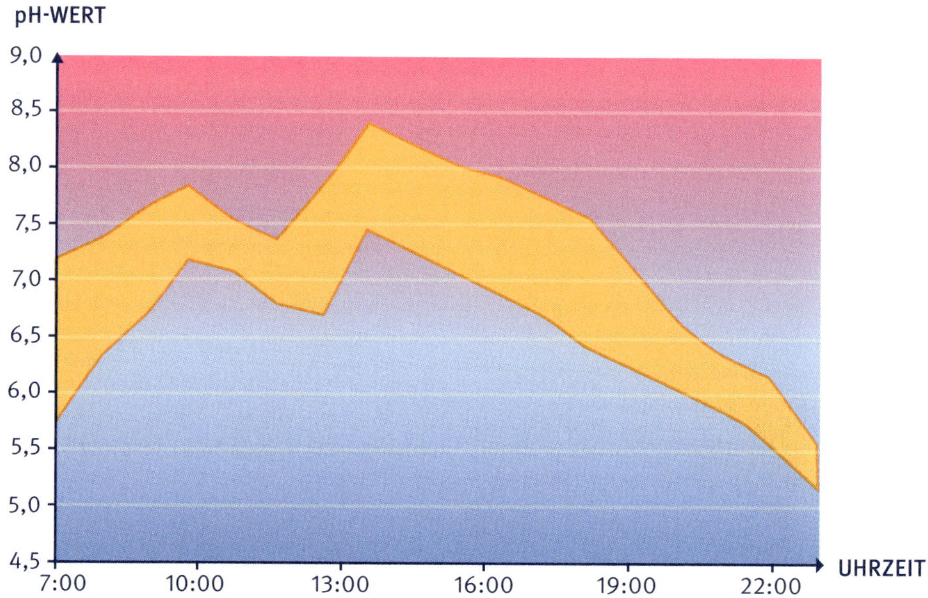

Typisches Tages-Urin-pH-Profil eines nierengesunden Menschen – deine Werte sollten sich im orangen Intervall bewegen

Lesen, Planen, Besorgen

Ich finde es sinnvoll, sich auf die eigentliche Heilfastenwoche schon ungefähr drei Wochen vor dem eigentlichen Beginn einzustimmen und vorzubereiten. Damit ist nicht nur die mentale Einstimmung gemeint, sondern auch die körperliche.

Ich halte viel davon, sich nicht blindlings ins Fasten zu stürzen, sondern sich einige Dinge bewusst zu machen. Zunächst einmal sollte vor allem die Motivation klar sein. Dies ist nicht nur förderlich für das Durchhalten (darüber sprechen wir im Kapitel »Motivation und Dranbleiben« (Seite 120) noch ausführlicher), sondern auch, um die Durchführungsvariante festzulegen.

Auch das Besorgen von Präparaten und Begleitutensilien ist Teil der Vorbereitung. Dafür habe ich dir hier eine Liste zusammengestellt, sie enthält alle Präparate und Zubehör, die ich in der Fastenwoche empfehle. Du erhältst sie in Apotheken, Reformhäusern oder Drogeriemärkten. Schau dir die Liste in Ruhe an, vielleicht besitzt du einiges davon bereits oder benötigst manches gar nicht. Nicht jede*r Fastende braucht alles aus der Liste! Oder du möchtest noch etwas besorgen, das hier gar nicht aufgeführt ist – meine Liste erhebt keinen Anspruch auf Vollständigkeit. Schließlich kannst du selbst entscheiden, wie du deine Fastenwoche gestalten und welche Maßnahmen du durchführen möchtest.

Zubehör

- Bürste mit Naturfasern zum Trockenbürsten (vorzugsweise mit Stiel oder Band für den Rücken)
- Klysopumpe oder Irrigator
- Einlaufbehälter
- Wickeltuch
- Körnerkissen oder Wärmflasche
- Uralyt-Indikatorpapier, Fa. Madaus
- Basisches Badesalz oder Kaiser Natron

Präparate

- Glaubersalz (Abführlösung): Menge gemäß Plan
- Bittersalz (Abführösung): Menge gemäß Plan
- Nepro-Rella (Algenpräparat Chlorella pyroneidosa): ca. 15 Tabletten täglich; Fa. Nestmann; 400 Stück
- Hepatos (Mariendistelpräparat): täglich 1 Dragee; Fa. Hevert; 100 Stück
- Phönix Silybum spag. Tropfen (Ausleitung): täglich ca. 3 × 15 Tropfen
- Phönix Solidago spag. Tropfen (Ausleitung): täglich ca. 3 × 15 Tropfen
- Phönix Thuja-Lachesis spag. Tropfen (Ausleitung): täglich ca. 3 × 15 Tropfen; Phönix; 50 ml
- Phönix Urtica-Arsenicosum spag. Tropfen (Ausleitung): täglich ca. 3 × 15 Tropfen; Phönix; 100 ml
- Flohsamenschalenpulver: täglich ca. 2 TL
- Heilerde: täglich ca. 1 bis 2 TL
- hochwertiges Sesam- oder Sonnenblumenöl: täglich ca. 1 EL
- Fenchel, Kümmel, Kamillenblüten (Einlauf): täglich ca. 1 TL

Ängstliche, die glauben, sie müssten das Notfallprogramm in Anspruch nehmen, und die für alle Fälle gerüstet sein wollen, sollten weiterhin im Haus haben:

- Bio-Honig
- veganes Proteinpulver ohne Zucker und belastende Stoffe; ich verwende das von mir entwickelte vegane Erbsenproteinisolat (siehe Autorenkasten Seite 159)
- Bio-Haferflocken
- Magnesium; ich verwende das von mir ohne Sorbit oder andere belastende Zusatzstoffe entwickelte vegane Magnesium (siehe Autorenkasten Seite 159)
- Korodin Herz-Kreislauf-Tropfen, 10 ml

Bitte beachte, dass es sinnvoll sein kann, auch einige Lebensmittel und Getränke bereits im Vorfeld der Fastenwoche zu besorgen – Hinweise dazu findest du im Rezepteteil.

Neben den praktischen Vorbereitungen sollte auch der gesundheitliche Zustand ehrlich unter die Lupe genommen werden. Vielleicht ist es doch ratsam, ärztlichen Rat oder den erfahrener Fastentherapeut*innen einzuholen oder bestimmte Untersuchungen durchzuführen, bevor mit dem Fasten begonnen wird.

Einige Utensilien, die in diesem Ratgeber beschrieben sind, kommen bereits zwei Wochen im Vorfeld des Fastens zum Einsatz. Es empfiehlt sich, den begleitenden Übersichtsplan (vgl. das Kapitel »Mein Fastenplan«, Seite 52) sowie die Übersicht der Begleitmaßnahmen (Seite 81) bereits spätestens zwei Wochen vor der eigentlichen Fastenkur durchzugehen und alle nötigen Beschaffungen in die Wege zu leiten.

Bereits zwei Wochen vor dem ersten Vollfastentag empfehle ich dir eine vorbereitende basenüberschüssige Ernährung (mehr dazu im nächsten Abschnitt) sowie ggf. die eben erwähnten entsäuernden Maßnahmen.

Eine Woche vor dem ersten Vollfastentag empfehle ich dir, bereits mit einigen Präparaten zu starten, die die Ausleitungsorgane unterstützen (die Details findest du im Fastenplan, Seite 55) – im Einzelnen sind diese im Kapitel »Begleitmaßnahmen« (Seite 81) beschrieben.

Wenn du magst, kannst du dich in einer ruhigen Minute noch einmal der seelischen Komponente, der ureigenen Motivation sowie den Zielen widmen, die für dich mit dem Fasten verbunden sind. Die von mir erklärten Übungen (Seite 114) können hier gute Dienste leisten.

Vorbereitung durch basenüberschüssige Ernährung

Bereits im Kapitel zum Heilfasten allgemein (Seite 10) habe ich dir beschrieben, warum dein Körper davon profitiert, schon im Vorfeld des Fastens möglichst viele Belastungen »loszuwerden«: Je mehr du bereits vor der eigentlichen Fastenwoche bereinigst, desto weniger Belastungen hat der Körper während der Fastenperiode zu verarbeiten und umso krisenfreier wird deine Fastenwoche ablaufen.

Der wesentliche Part der Vorbereitung besteht aus einer Ernährungsanpassung. Über die Ernährung werden einerseits typischerweise viele belastende Stoffe aufgenommen, die du (am besten nicht nur im Zusammenhang mit dem Fasten) bewusst reduzieren oder sogar eliminieren kannst. Dein Körper dankt es dir und kann nun freie Ressourcen (z. B. überschüssige Puffersubstanzen) bereits vor dem Fasten nutzen, um beispielsweise Säuredepots abzubauen.

Andererseits sollte bewusste Ernährung ohnehin im Fokus einer ernsthaft durchgeführten Fasten- bzw. Entschlackungskur stehen. Da spätestens nach der Fastenwoche für die meisten Fastenden ohnehin ein Umdenken in Sachen Ernährung auf dem Programm steht, schadet es nicht, sich bereits im Vorhinein mit dem Thema zu befassen und sich auf den Kostaufbau auch schon praktisch vorzubereiten.

Ich würde zwecks optimaler Vorbereitung und Krisenreduktion mindestens zwei Wochen vor dem ersten Vollfastentag auf eine basenüberschüssige Ernährung umstellen. Weiter hinten gehe ich noch genauer auf meine langjährig praxiserprobten »Goldenen Ernährungstipps« (Seite 124) ein, zu denen natürlich auch eine säurearme und basenüberschüssige Ernährung gehört. Dort sind auch typische Säure- und Basenbildner in Form von Lebensmitteln aufgeführt; daran kannst du dich zunächst einmal orientieren, sofern nicht individuelle Ernährungspläne bzw. Nahrungsmittelübersichten vorliegen.

Ich empfehle auch, zumindest in den zwei Wochen vor dem Fasten, den Konsum von Kaffee, Schwarztee, Süßigkeiten, Zucker, Weißmehlprodukten sowie anderen Konsumgiften (auch Zigaretten & Co. sowie Alkohol) Tag für Tag immer weiter einzuschränken. Damit hast du bereits einen großen Schwung an typischen Säurebildnern ausgeschaltet.

Wird zugleich die Basenzufuhr (Gemüse und Obst, mindestens fünf Portionen pro Tag) gesteigert, steigst du Schritt für Schritt in eine basenüberschüssige Ernährung ein.

Die Trinkmenge sollte in den zwei Wochen vor dem ersten Vollfastentag auf die individuell empfohlene Menge (mehr dazu auch im Abschnitt »Die Nierenfunktion unterstützen«, Seite 100) gesteigert werden, die bei Nierengesunden etwa 35 ml pro kg Körpergewicht beträgt. Dabei sollten Wasser und Kräutertees im Vordergrund stehen.

Spätestens in den Entlastungstagen sollte dann auch auf tierisches Eiweiß (Fleisch, Fisch, Milchprodukte, Ei) verzichtet werden.

Mein Fastenplan – Tag für Tag

Hier erfährst du den Ablauf der Fastenwoche einschließlich der Entlastungs- und Aufbautage und was zwei Wochen vor dem Vollfasten empfehlenswert ist.

Die Übersicht enthält sämtliche Begleitmaßnahmen (siehe dazu das entsprechende Kapitel, Seite 81), sodass eine Anpassung an deine eigenen Belange notwendig ist. Für Therapeutika sind in der Übersicht keine Dosierungsangaben genannt, da Dosierungsempfehlungen stets individuell (z. B. orientiert an Gewicht, Alter, Geschlecht, Begleiterkrankungen) zu handhaben sind. Anmerkungen und ggf. Richtwerte für die einzelnen Präparate findest du ebenfalls auf diesen Seiten. Ansonsten sei zur Bestimmung der geeigneten Dosierung auf die Hilfe von Fastentherapeut*innen oder auch Apotheken verwiesen.

Als Tag-für-Tag-Überblick kannst du nachfolgende Übersicht an jedem Fastentag zur Orientierung und zum »Abhaken« der jeweiligen Maßnahmen nutzen.

14 Tage vor dem ersten Vollfastentag

Datum: ______________________

Einkaufsliste abarbeiten

Zumindest das pH-Indikatorpapier sollte besorgt werden.

Achtung: Du musst nicht alle Dinge von der Einkaufsliste besorgen – lies dir erst diesen Plan sowie das Kapitel über die möglichen Begleitmaßnahmen (Seite 81) durch, um zu entscheiden, was du in deine Fastenwoche einbauen möchtest.

Säure-Basen-Haushalt

Ab heute wird für 3 Tage der Urin-pH bestimmt: Miss bei jedem Wasserlassen per

Teststreifen den Urin-pH und trage ihn in das Musterprofil ein – nutze jeden Tag eine andere Farbe zur Markierung. So erhältst du eine Tendenz zu deiner aktuellen Säure-Ausscheidungs-Kapazität. Wenn du genauere Aussagen zu deinem Säure-Basen-Haushalt und Zellstoffwechsel haben möchtest, die auch als Grundlage weiterführender therapeutischer Maßnahmen dienen können, kannst du in der Praxis Mineralstoffe (Calcium, Kalium, Natrium, Magnesium, Eisen, Zink, Selen, Kupfer) im Vollblut (!) und im Blutserum untersuchen lassen. Daneben kann ein umfassender Check-up zur Mängeldiagnostik sinnvoll sein, um dich vor, während und nach dem Fasten optimal mit Nährstoffen zu versorgen.

Ernährung

Im Folgenden fasse ich die wichtigsten Tipps zu einer Ernährungsweise zusammen, die deinen Körper nicht belastet und ihm genug Zeit und Raum für Verdauungsprozesse, Nährstoffaufnahme und Regeneration gibt. Bei meinen Goldenen Ernährungstipps (Seite 124) erfährst du auch mehr über eine artgerechte vollwertige gesunde Ernährung und über die Punkte, die ich hier kurz anreiße.

Gesunde Ernährung ist bestenfalls individuell und maßgeschneidert. Eine Fastenkur kann ein perfekter Start in eine nachhaltig gesunde Ernährung sein. Interessierst du dich für einen maßgeschneiderten Ernährungsplan, mit dem du den Schwung aus der Fastenwoche gleich mitnimmst, ist jetzt der perfekte Moment, um den Plan zu erstellen. Dann hast du ihn für die Aufbautage parat.

Mahlzeitenzusammensetzung

In jeder Mahlzeit sollten alle drei Makronährstoffe (Kohlenhydrate, Eiweiße, Fette) vorkommen. Kombiniere auf deinem Teller ca. ⅓ einer Eiweißquelle mit ca. ⅔ »guten« Kohlenhydraten und ergänze mit 1 bis 2 EL Leinöl und Kokosöl für die Versorgung mit hochwertigen Fettsäuren. Das ist eine grobe Richtschnur, mit der du starten kannst. Viel Potenzial für Gesundheit und Vitalität – aber auch für dein Gewichtsmanagement – liegt in der für dich optimalen Aufteilung der Makronährstoffe in deinen Mahlzeiten sowie in ausreichender Protein- und Fettzufuhr.

Zu den Eiweißen (Proteinen) zählen Fleisch, Fisch, Eier, Milchprodukte, aber auch Nüsse, Kerne, Samen und Hülsenfrüchte. Tierische Eiweiße tragen mehr reines Eiweiß in sich als pflanzliche Proteinquellen. Gerade als vegetarisch oder vegan lebender Mensch achte bitte auf ausreichende Proteinzufuhr.

Auch Gemüse und Obst zählen neben Getreide- bzw. Mehlspeisen und Süßigkeiten zu den Kohlenhydraten. Sie sind den »leeren« Getreide-Kohlenhydraten auf jeden Fall vorzuziehen, da diese lediglich Kalorien mitbringen und wenig bis gar keine Vitalstoffe enthalten. Integriere ca. 5 bis 7 Portionen Gemüse und Obst in deinen Tag und verzehre Getreideprodukte am besten nur noch vormittags.

Pflanzliche Fette sind tierischen vorzuziehen. 2 EL Leinöl am Tag versorgen den Körper mit einer guten Basis an den großartigen entzündungshemmenden Omega-3-Fettsäuren. Kombiniere noch 2 EL Kokosöl dazu, um auch kurz- und mittelkettige Fettsäuren einzubauen.

Rezepte findest du hinten in diesem Buch. Sie dienen als Anregung und du darfst dich gerne zu eigenen Kreationen inspirieren lassen.

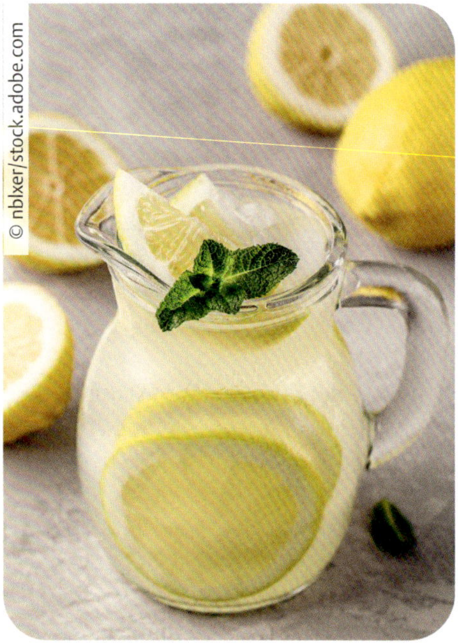

© nblxer/stock.adobe.com

Mahlzeitenfrequenz

Drei Mahlzeiten pro Tag und Pausen zwischen den Mahlzeiten von vier bis sechs Stunden sind perfekt. Das Ziel ist es, den Blutzuckerspiegel ausgeglichen zu halten, den Verdauungsorganen Zeit zu geben, ausreichend Verdauungssäfte zu bilden, dem Darm ausreichende Besaftung und Verdauung zu ermöglichen, optimale Motilität und Peristaltik (Darmbeweglichkeit) zu gewährleisten und das Immunsystem zu entlasten, sodass u. a. auch latente Entzündungsprozesse abklingen können. Da neben Immunsystem und Darm auch die Leber entlastet wird, wird auch Raum für verbesserte Entgiftung und Fettverbrennung geschaffen.

»Killerfoods«

Spätestens jetzt solltest du Kaffee-, Schwarztee-, Süßigkeiten-, Zucker-, Weißmehl- und Genussgiftkonsum Tag für Tag immer mehr einschränken, um deinen Körper zu entlasten. Je eher du mit der Meidung von säurebildenden bzw. belastenden Nahrungsmitteln beginnst, desto eher entlastest du deinen Körper und gibst ihm die Chance, auch schon im Vorfeld des Fastens zu entsäuern und Ballast abzuwerfen. Sinnvoll ist es, zugleich die Basenzufuhr (Gemüse und Obst) zu steigern, sodass du Schritt für Schritt in eine basenüberschüssige Ernährung einsteigst.

Getränke

Trinke Schritt für Schritt mehr Wasser (oder auch bereits Fastentee), um dich der empfohlenen Tagesmenge anzunähern. Kaffee-Entzug ist ein Problem und führt zu leichtem Kopfweh? Zitronenwasser (= Wasser mit hineingepresster frischer Zitrone) kann hier meist Abhilfe schaffen.

Deine Notizen:

____

____

____

____

7 Tage vor dem ersten Vollfastentag (Vollfastentag -7)

Datum: ______________________

Generell

Allerallerallerspätestens jetzt: Auf Kaffee, Tee, Süßigkeiten, Zucker, Weißmehl, Genussgifte verzichten! Falls du in den letzten Tagen noch etwas »ungesund« unterwegs warst, ist jetzt der Zeitpunkt gekommen, die für deinen Körper sehr anstrengenden Lebensmittel zu verbannen.

Getränke: Wasser und Fastentee oder andere Kräutertees. Die Trinkmenge sollte jetzt mindestens bei der empfohlenen Menge liegen.

Basenüberschüssige Ernährung: Du solltest fünf bis sieben Portionen Gemüse und Obst am Tag essen und dabei höchstens 3 Mahlzeiten pro Tag zu dir nehmen. Orientiere dich gerne an den Rezepten, die ich dir als Inspiration zusammengestellt habe (hinten im Buch).

Du beginnst, deinen Körper zu entlasten und zu unterstützen, damit die Umstellung auf den Fastenstoffwechsel leichter fällt.

Folgende Begleiter kommen schon jetzt ins Spiel, um dich vor Fastenkrisen zu bewahren (mehr dazu im Kapitel »Begleitmaßnahmen«, Seite 81):

- Flohsamenschalen als Quellstoffe unterstützen deine hilfreichen Darmbakterien und regen die Darmperistaltik an.
- Teilweise hydrolisiertes Guar unterstützt als Ballaststoff vor allem deine Darmentleerung. Ich verwende das deutsche Produkt EasyIBS von Mibiota; achte ansonsten darauf, dass nur reines, teilweise hydrolisiertes Guar (nicht Guarkernmehl!) enthalten ist.
- Algen (Chlorella), um die Ausscheidung belastender Stoffe über den Darm anzuregen. Ich verwende Nepro-Rella der Firma Nestmann, hier können aber auch andere hochwertige und zusatzstofffreie Präparate eingesetzt werden, die Chlorella pyrenoidosa enthalten.

- Mariendistel als leberstützender Wirkstoff. Die Leber übernimmt bei allen Ausleitungs- und Entgiftungskuren schließlich den Löwenanteil der Arbeit. Ich setze hier auf das sehr gut verträgliche Hepatos von Hevert. Auch andere hochwertige und zusatzstofffreie Präparate mit dem Inhaltsstoff Silybum marianum können zum Einsatz kommen.
- Phönix Ausleitungsschema: Ein bewährtes und umfassendes Konzept, um alle Ausleitungs- und Entgiftungsorgane zu stützen und in ihrer Funktion anzuregen. Vier Tropfen-Präparate unterstützen Leber, Niere, Haut sowie Blut- und Lymphsystem. Tipp: Die Phönix-Tropfen können auch als Tagesgesamtdosis morgens in 1 große Flasche Wasser (nicht Tee!) gegeben und bis zum Abend getrunken werden.

Morgens

- ☐ nach dem Aufstehen 1 Glas warmes Wasser mit 1 EL Flohsamenschalen
- ☐ Chlorellatabletten vor dem Essen einnehmen (kauen oder mit etwas Wasser schlucken)
- ☐ nach dem Essen 1 Mariendistel-Dragee
- ☐ individuelle Dosis Phönix Silybum spag. und Phönix Thuja-Lachesis spag. in etwas Wasser einnehmen

Mittags

- ☐ Chlorellatabletten vor dem Essen einnehmen (kauen oder mit etwas Wasser schlucken)
- ☐ individuelle Dosis Phönix Silybum spag. und Phönix Thuja-Lachesis spag. in etwas Wasser einnehmen
- ☐ zwischen Mittag- und Abendessen 2 TL teilweise hydrolisiertes Guar in Wasser einnehmen

Abends

- ☐ Chlorellatabletten vor dem Essen einnehmen (kauen oder mit etwas Wasser schlucken)
- ☐ individuelle Dosis Phönix Silybum spag. und Phönix Thuja-Lachesis spag. in etwas Wasser einnehmen

Deine Notizen

____

____

____

____

6 Tage vor dem ersten Vollfastentag

Datum: ______________________

Generell

Wie bei Vollfastentag -7

Morgens

- ☐ nach dem Aufstehen 1 Glas warmes Wasser mit 1 EL Flohsamenschalen
- ☐ Chlorellatabletten vor dem Essen einnehmen
- ☐ nach dem Essen 1 Mariendistel-Dragee
- ☐ individuelle Dosis Phönix Silybum spag. und Phönix Thuja-Lachesis spag. in etwas Wasser einnehmen

Mittags

- ☐ Chlorellatabletten vor dem Essen einnehmen
- ☐ individuelle Dosis Phönix Silybum spag. und Phönix Thuja-Lachesis spag. in etwas Wasser einnehmen
- ☐ zwischen Mittag- und Abendessen 2 TL teilweise hydrolisiertes Guar in Wasser einnehmen

Abends

- ☐ Chlorellatabletten vor dem Essen einnehmen
- ☐ individuelle Dosis Phönix Silybum spag. und Phönix Thuja-Lachesis spag. in etwas Wasser einnehmen

Deine Notizen

____

____

____

____

5 Tage vor dem ersten Vollfastentag

Datum: ______________________

Generell

Wie bei Vollfastentag -7

Morgens

- ☐ nach dem Aufstehen 1 Glas warmes Wasser mit 1 EL Flohsamenschalen
- ☐ Chlorellatabletten vor dem Essen einnehmen
- ☐ nach dem Essen 1 Mariendistel-Dragee
- ☐ individuelle Dosis Phönix Silybum spag. und Phönix Thuja-Lachesis spag. in etwas Wasser einnehmen

Mittags

- ☐ Chlorellatabletten vor dem Essen einnehmen
- ☐ individuelle Dosis Phönix Silybum spag. und Phönix Thuja-Lachesis spag. in etwas Wasser einnehmen
- ☐ zwischen Mittag- und Abendessen 2 TL teilweise hydrolisiertes Guar in Wasser einnehmen

Abends

- ☐ Chlorellatabletten vor dem Essen einnehmen
- ☐ individuelle Dosis Phönix Silybum spag. und Phönix Thuja-Lachesis spag. in etwas Wasser einnehmen

Deine Notizen

____

____

____

____

4 Tage vor dem ersten Vollfastentag

Datum: ______________________________

Generell

Wie bei Vollfastentag -7

Morgens

- ☐ nach dem Aufstehen 1 Glas warmes Wasser mit 1 EL Flohsamenschalen
- ☐ Chlorellatabletten vor dem Essen einnehmen
- ☐ nach dem Essen 1 Mariendistel-Dragee
- ☐ individuelle Dosis Phönix Solidago spag. und Phönix Thuja-Lachesis spag. in etwas Wasser einnehmen

Mittags

- ☐ Chlorellatabletten vor dem Essen einnehmen
- ☐ individuelle Dosis Phönix Solidago spag. und Phönix Thuja-Lachesis spag. in etwas Wasser einnehmen
- ☐ zwischen Mittag- und Abendessen 2 TL teilweise hydrolisiertes Guar in Wasser einnehmen

Abends

- ☐ Chlorellatabletten vor dem Essen einnehmen
- ☐ individuelle Dosis Phönix Solidago spag. und Phönix Thuja-Lachesis spag. in etwas Wasser einnehmen

Deine Notizen

____

____

____

____

Entlastungstag 1 (3 Tage vor dem Vollfastentag 1)

Datum: ______________________________

Generell

Nochmal zur Erinnerung: Wenn Unsicherheiten oder gesundheitliche Probleme auftreten, nimm bitte Kontakt zu einem/einer Therapeut*in oder Arzt bzw. Ärztin auf!

Ab heute gibt es konkrete Vorschläge für die Zubereitung deiner Mahlzeiten. Die Ernährung wird ab heute vegan, es gibt keine Eier, Milchprodukte, Wurst- und Fleischwaren.

Das Abendessen sollte vor 20:00 Uhr stattfinden, besser noch zwischen 18:00 und 19:00 Uhr.

Zeit, dir anzugewöhnen, eingenommene Nahrung (auch Säfte und Suppen sowie breiige Nahrung) ordentlich zu kauen – am besten so lange, bis die Nahrung von selbst aus dem Mund verschwindet, ohne zu schlucken. Die Verdauung beginnt schließlich schon im Mund. Diese Angewohnheit solltest du übrigens generell beibehalten, viele Verdauungsprobleme lassen sich so im Keim ersticken.

Es gibt 3 Mahlzeiten, keine Zwischenmahlzeiten.

Zumindest für die kommenden 12 Tage solltest du auf Zigaretten bzw. Rauchwaren verzichten.

Sauerkrautsaft oder Brottrunk regen ab heute deinen Stuhlgang etwas an und liefern Darm bzw. Darmflora wichtige Bakterien und Vitamine. Bei Histamin-Intoleranz solltest du auf diese Säfte verzichten. Lies dazu auch die Hinweise im Kapitel »Den Darm unterstützen« (Seite 86).

Mit dem Trockenbürsten werden dein Kreislauf und Stoffwechsel angeregt und trockene Hautschüppchen verschwinden. Toll während des Fastens – und ab heute schon getestet, damit das ab dem Vollfastentag 1 schon ein Selbstläufer ist.

Morgens

- ☐ direkt nach dem Aufstehen Trockenbürsten
- ☐ 1 Glas warmes Wasser mit 1 EL Flohsamenschalen
- ☐ vor dem Frühstück 1 Glas Sauerkrautsaft oder 1 Glas Brottrunk

- [ ] Chlorellatabletten vor dem Essen einnehmen
- [ ] Wähle eine Frühstücksvariante oder den Smoothie (Seite 150), falls du nicht das Intervallfasten praktizierst
- [ ] nach dem Essen 1 Mariendistel-Dragee
- [ ] individuelle Dosis Phönix Solidago spag. und Phönix Thuja-Lachesis spag. in etwas Wasser einnehmen

Mittags

- [ ] Chlorellatabletten vor dem Essen einnehmen
- [ ] individuelle Dosis Phönix Solidago spag. und Phönix Thuja-Lachesis spag. in etwas Wasser einnehmen
- [ ] Wähle zum Mittagessen zwischen Entlastungs-Salat, -Gemüsesticks oder -Gemüsesuppe und kombiniere dazu 2 Scheiben des Life Changing Bread mit veganer Butter (Seite 138)
- [ ] zwischen Mittag- und Abendessen 2 TL teilweise hydrolisiertes Guar in Wasser einnehmen

Abends

- [ ] Chlorellatabletten vor dem Essen einnehmen
- [ ] individuelle Dosis Phönix Solidago spag. und Phönix Thuja-Lachesis spag. in etwas Wasser einnehmen
- [ ] Wähle zum Abendessen zwischen Entlastungs-Salat, -Gemüsesticks oder -Gemüsesuppe und kombiniere dazu 2 Scheiben des Life Changing Bread mit veganer Butter (Seite 138)

Deine Notizen

____

____

____

____

Entlastungstag 2 (2 Tage vor dem Vollfastentag 1)

Datum: ________________________

Generell

Auch heute gibt es konkrete Vorschläge für die Zubereitung deiner Mahlzeiten. Die Gesamtmenge der Nahrung wird langsam reduziert.

Das Abendessen sollte vor 19:00 Uhr stattfinden, besser gegen 18:00 Uhr.

Morgens

- [ ] direkt nach dem Aufstehen Trockenbürsten
- [ ] 1 Glas warmes Wasser mit 1 EL Flohsamenschalen

- ☐ vor dem Frühstück 1 Glas Sauerkrautsaft oder 1 Glas Brottrunk mit etwas Wasser gemischt
- ☐ Chlorellatabletten vor dem Essen einnehmen
- ☐ Frühstück: Wähle eine Frühstücksvariante aus den Rezepten hinten oder den Entlastungs-Smoothie (Seite 150), sofern du nicht das Intervallfasten praktizierst
- ☐ nach dem Essen 1 Mariendistel-Dragee
- ☐ individuelle Dosis Phönix Solidago spag. und Phönix Thuja-Lachesis spag. in etwas Wasser einnehmen

Mittags

- ☐ vor dem Essen 1 Glas Brottrunk mit etwas Zitrone und Wasser
- ☐ Chlorellatabletten vor dem Essen einnehmen
- ☐ Mittagessen: Wähle aus den Rezepten hinten im Buch zwischen Entlastungs-Salat, -Gemüsesticks oder -Gemüsesuppe, heute gibt es kein Brot dazu
- ☐ individuelle Dosis Phönix Solidago spag. und Phönix Thuja-Lachesis spag. in etwas Wasser einnehmen
- ☐ zwischen Mittag- und Abendessen 2 TL teilweise hydrolisiertes Guar in Wasser einnehmen

Abends

- ☐ Chlorellatabletten vor dem Essen einnehmen
- ☐ Abendessen: Wähle aus den Rezepten hinten im Buch zwischen Entlastungs-Salat, -Gemüsesticks oder -Gemüsesuppe, heute gibt es kein Brot dazu
- ☐ individuelle Dosis Phönix Solidago spag. und Phönix Thuja-Lachesis spag. in etwas Wasser einnehmen

Deine Notizen

____

____

____

____

Entlastungstag 3/Abführtag (1 Tag vor Vollfastentag 1)

Datum: ____________________

Generell

Heute wird die Abführlösung getrunken und abgeführt (mehr dazu im Abschnitt »Den Darm unterstützen«, Seite 86).
Ein Abendessen gibt es heute nicht mehr, deine letzte Mahlzeit sollte gegen 12:00 Uhr stattfinden.

Es werden sich voraussichtlich mehrere Stuhlentleerungen einstellen. Halte dich vorsichtshalber ab dem ersten Glas Abführlösung in der Nähe einer Toilette auf.

Bei den meisten Menschen geht es nicht vor dem frühen Abend los – manchmal sogar erst am nächsten Morgen. Einige Menschen spüren jedoch recht kurzfristig die durchschlagende Wirkung der Abführlösung.

Mit dem Abführen wird von Aufnahme auf Abnahme umgeschaltet – das eigentliche Fasten beginnt. Wenn du es einrichten kannst, bleib zu Hause und zieh dich aus der Küche zurück.

Im Fasten kann der Fludding (Seite 155) die Darmperistaltik anregen und die Ausleitung über den Darm anregen. Er kann auch als »Notfall-Energielieferant« dienen und bei schlanken Menschen den Gewichtsverlust eindämmen. Die Zubereitung müsste jeweils am Vorabend erfolgen, die Nutzung ist aber optional – »Hardcore-Fastende« verzichten in der Regel darauf.

Die Fastenbrühe (Seite 155) kann heute für die Fastenwoche vorbereitet werden. Im Kühlschrank aufbewahrt, kann Tag für Tag eine Portion entnommen werden.

Morgens

- [ ] direkt nach dem Aufstehen Trockenbürsten
- [ ] 1 Glas warmes Wasser mit 1 EL Flohsamenschalen
- [ ] vor dem Frühstück 1 Glas Sauerkrautsaft oder 1 Glas Brottrunk mit etwas Wasser
- [ ] Chlorellatabletten vor dem Essen
- [ ] Frühstück: Wähle eine Frühstücksvariante aus den Rezepten für die Entlastungs- und Aufbautage oder den Entlastungs-Smoothie (Seite 150), sofern du nicht das Intervallfasten praktizierst.
- [ ] nach dem Essen 1 Mariendistel-Dragee
- [ ] individuelle Dosis Phönix Urtica-Arsenicum spag. und Phönix Thuja-Lachesis spag. in etwas Wasser einnehmen
- [ ] zwischen Frühstück und Mittagessen 2 TL teilweise hydrolisiertes Guar in Wasser einnehmen

Mittags

- [ ] vor dem Essen 1 Glas Brottrunk mit etwas Zitrone und Wasser
- [ ] Chlorellatabletten vor dem Essen
- [ ] Mittagessen um ca. 12:00 Uhr: Wähle zwischen Entlastungs-Salat, -Gemüsesticks oder -Gemüsesuppe, heute gibt es kein Brot dazu.
- [ ] individuelle Dosis Phönix Urtica-Arsenicum spag. und Phönix Thuja-Lachesis spag. in etwas Wasser einnehmen
- [ ] um 12 Uhr Abführlösung zubereiten (wie das geht, erfährst du im Abschnitt »Abführlösung«, Seite 86)
- [ ] ab 14 Uhr nicht mehr trinken

Nachmittags

- ☐ 15 Uhr: Lösung auf 3 Gläser verteilen, das 1. Glas austrinken
- ☐ 15:30 Uhr: Glas 2 austrinken
- ☐ 16 Uhr: Glas 3 austrinken
- ☐ bei empfindlichem Kreislauf zwischendurch 1 Glas Wasser oder Fastentee

Abends

- ☐ Phönix Urtica-Arsenicum spag und Phönix Thuja-Lachesis spag. in etwas Wasser einnehmen
- ☐ Fludding für den nächsten Tag zubereiten

Deine Notizen

____

____

____

____

Vollfastentag 1

Datum: ______________________________

Generell

Heute wirst du eventuell nochmal abführen, verbring den Vormittag am besten gemütlich zu Hause.

Heute werden die körpereigenen Zuckerspeicher (Glykogenspeicher) stark entleert – dein Körper beginnt, auf Energiegewinnung aus Eiweiß umzustellen. Ein bisschen Bewegung schont deine Muskeln vor Abbau. Vielleicht macht sich die Umstellung unangenehm mit leichten Unterzuckerungssymptomen bemerkbar – viel trinken und Ruhe ist hier hilfreich. Lies im Zweifelsfall im Kapitel »Was passiert beim Fasten im Körper?« (Seite 13) nochmal nach, was gerade in deinem Körper passiert – das hilft meistens, die kurze Umstellung besser einzuordnen und mit Blick auf den bevorstehenden Fastenstoffwechsel hinter sich zu lassen.

Bitte achte unbedingt auf die empfohlene Trinkmenge. Neben Wasser zählen dazu auch Tee und Brühe.

Die in der Fastenwoche vorgeschlagenen Getränke(zeiten) sind Vorschläge – sie können individuell variiert werden. Kein Getränk ist verpflichtend! Wähle deine eigenen Favoriten.

Ölziehen hilft, am Morgen Schadstoffe im Mundraum zu binden. Heilerde bindet Toxine und wirkt wie »Scheuersand«. Einläufe empfehle ich dir während des Fastens jeden zweiten Tag und bei Bedarf. Sie helfen, deinen Körper zu entlasten. Zu diesen Empfehlungen siehe die Abschnitte »Ölziehen« (Seite 110), »Heilerde« (Seite 95) und »Einlauf« (Seite 88).

Die durch das entfallende Kochen und Essen gewonnene Zeit solltest du ganz allein für DICH nutzen!

Morgens

- [ ] im Bad Ölziehen
- [ ] im Bad Trockenbürsten
- [ ] Chlorellatabletten
- [ ] 1 Mariendistel-Dragee
- [ ] individuelle Dosis Phönix Urtica-Arsenicum spag. und Phönix Thuja-Lachesis spag. in etwas Wasser einnehmen

Mittags

- [ ] 1 Glas Brottrunk mit etwas Zitronensaft und Wasser
- [ ] Chlorellatabletten und Fastenbrühe nach Belieben
- [ ] individuelle Dosis Phönix Urtica-Arsenicum spag. und Phönix Thuja-Lachesis spag. in etwas Wasser einnehmen

Nachmittags

- [ ] 2 TL teilweise hydrolisiertes Guar in Wasser
- [ ] evtl. Fludding
- [ ] kleiner Einlauf: 300 bis 500 ml (evtl. auch erst am Abend)

Abends

- [ ] Gemüsesaft und/oder Fastentee mit einem TL Flohsamen
- [ ] Chlorellatabletten
- [ ] 1 Mariendistel-Dragee
- [ ] individuelle Dosis Phönix Urtica-Arsenicum spag. und Phönix Thuja-Lachesis spag. in etwas Wasser einnehmen
- [ ] vor dem Schlafen: 1 TL Heilerde mit Wasser oder Tee
- [ ] Fludding für den nächsten Tag vorbereiten

Deine Notizen

____

____

____

____

Vollfastentag 2

Datum: ______________________

Generell

Die Umstellung von Kohlenhydratspeicher (Glykogenspeicher) auf Eiweißverbrennung sollte im Wesentlichen vollzogen sein. Dein Körper beginnt schon langsam, Zusatzbedarfe über Fettverbrennung zu decken. Du bist auf dem Weg in den Fastenstoffwechsel!

Eventuelles Hungergefühl sollte nachlassen. Wenn Gereiztheit auftritt oder Schlappheit sich breit macht: Nicht aufgeben! Erhöhe deine Trinkmenge. Das gilt im Übrigen als allererster Notfalltipp bei allen möglichen Unpässlichkeiten (mehr dazu im Kapitel »Fastenkrisen & Notfallplan«, Seite 75). Der zweite Tipp ist ein Einlauf. Für akute Schwächeanfälle gibt es ein spezielles Notfallprogramm (mehr dazu ebenfalls in diesem Kapitel, Seite 76).

Ein Leberwickel irgendwann heute wäre eine schöne Sache (wie das geht, erfährst du im Kapitel »Hilfe für Leber und Galle«, Seite 99).

Immer auf warme Füße achten! Wenn du ohnehin Schwierigkeiten damit hast, kannst du täglich ein ansteigendes Fußbad nehmen (wie das geht, erfährst du im Abschnitt »Frösteln, kalte Füße«, Seite 77).

Morgens

- [ ] im Bad Ölziehen
- [ ] im Bad Trockenbürsten
- [ ] 1 Glas warmes Wasser mit 1 EL Flohsamenschalen
- [ ] Chlorellatabletten
- [ ] 1 Mariendistel-Dragee
- [ ] individuelle Dosis Phönix Urtica-Arsenicum spag. und Phönix Thuja-Lachesis spag. in etwas Wasser einnehmen
- [ ] Frühstück: Sauerkrautsaft, Fastentee, evtl. etwas Fruchtpudding

Mittags

- [ ] 1 Glas Brottrunk mit etwas Zitronensaft und Wasser
- [ ] Chlorellatabletten und Fastenbrühe nach Belieben
- [ ] individuelle Dosis Phönix Urtica-Arsenicum spag. und Phönix Thuja-Lachesis spag. in etwas Wasser einnehmen

Nachmittags

- [ ] 2 TL teilweise hydrolisiertes Guar in Wasser
- [ ] evtl. Fludding
- [ ] Einlauf: 500 bis 1000 ml (evtl. abends)

Abends

- [ ] Gemüsesaft und/oder Fastentee mit 1 EL Flohsamen
- [ ] Chlorellatabletten

- [ ] 1 Mariendistel-Dragee
- [ ] individuelle Dosis Phönix Urtica-Arsenicum spag. und Phönix Thuja-Lachesis spag. in etwas Wasser einnehmen
- [ ] Fludding für den nächsten Tag zubereiten
- [ ] vor dem Schlafen: 1 TL Heilerde mit Wasser oder Tee

Deine Notizen

____

____

____

____

Vollfastentag 3

Datum: ____________________

Generell

Wenn du richtig abgeführt hast, solltest du spätestens heute ohne jegliche Probleme durchhalten. Die Energiegewinnung aus körpereigenen Eiweißen hat ihren Höhepunkt erreicht. Die Fettverbrennung hat bereits begonnen und nimmt weiter zu. Du profitierst schon von den Vorteilen des Heilfastens!

Auch wenn dein Schlafbedürfnis vielleicht sinkt, solltest du dich ausreichend ausruhen.

Denk weiterhin an ausreichendes Trinken!

Ein Leberwickel irgendwann heute wäre eine schöne Sache.

Immer auf warme Füße achten. Wenn du damit Schwierigkeiten hast, kannst du ein ansteigendes Fußbad nehmen.

Morgens

- [ ] im Bad Ölziehen
- [ ] im Bad Trockenbürsten
- [ ] 1 Glas warmes Wasser mit 1 EL Flohsamenschalen
- [ ] Chlorellatabletten
- [ ] 1 Mariendistel-Dragee
- [ ] individuelle Dosis Phönix Silybum spag. und Phönix Thuja-Lachesis spag. in etwas Wasser einnehmen
- [ ] Frühstück: Sauerkrautsaft, Fastentee, evtl. etwas Fruchtpudding

Mittags

- [ ] 1 Glas Brottrunk mit etwas Zitronensaft und Wasser
- [ ] Chlorellatabletten und Fastenbrühe nach Belieben
- [ ] individuelle Dosis Phönix Silybum spag. und Phönix Thuja-Lachesis spag. in etwas Wasser einnehmen

Nachmittags

- ☐ 2 TL teilweise hydrolisiertes Guar in Wasser
- ☐ evtl. Fludding
- ☐ bei »Verstopfungsgefühl« oder Unwohlsein ein Einlauf: 500 bis 1000 ml

Abends

- ☐ Gemüsesaft und/oder Fastentee mit 1 EL Flohsamen
- ☐ Chlorellatabletten
- ☐ 1 Mariendistel-Dragee
- ☐ individuelle Dosis Phönix Silybum spag. und Phönix Thuja-Lachesis spag. in etwas Wasser einnehmen
- ☐ Fludding für den nächsten Tag vorbereiten
- ☐ vor dem Schlafen: 1 TL Heilerde mit Wasser oder Tee

Deine Notizen

____

____

____

____

Vollfastentag 4

Datum: _________________________

Generell

Die Umstellung auf Fettverbrennung ist bei den meisten Fastenden nun vollzogen – Glückwunsch, du bist im Fastenstoffwechsel und profitierst von allen Vorteilen der Ketose! Serotonin kursiert in deinem Körper: Häufig stellt sich das sogenannte Fastenhoch ein. Das Durchhalten wird so zum Kinderspiel.

Ein Leberwickel irgendwann heute wäre eine schöne Sache.

Immer auf warme Füße achten! Nimm bei Bedarf ein ansteigendes Fußbad.

Morgens

- ☐ im Bad Ölziehen
- ☐ im Bad Trockenbürsten
- ☐ 1 Glas warmes Wasser mit 1 EL Flohsamenschalen
- ☐ Chlorellatabletten
- ☐ 1 Mariendistel-Dragee
- ☐ individuelle Dosis Phönix Silybum spag. und Phönix Thuja-Lachesis spag. in etwas Wasser einnehmen
- ☐ Frühstück: Sauerkrautsaft, Fastentee, evtl. etwas Fruchtpudding

Mittags

- ☐ 1 Glas Brottrunk mit etwas Zitronensaft und Wasser

- ☐ Chlorellatabletten und Fastenbrühe nach Belieben
- ☐ individuelle Dosis Phönix Silybum spag. und Phönix Thuja-Lachesis spag. in etwas Wasser einnehmen

Nachmittags

- ☐ 2 TL teilweise hydrolisiertes Guar in Wasser
- ☐ evtl. Fludding
- ☐ Einlauf: 500 bis 1000 ml (evtl. abends)

Abends

- ☐ Gemüsesaft und/oder Fastentee mit 1 EL Flohsamen
- ☐ Chlorellatabletten
- ☐ 1 Mariendistel-Dragee
- ☐ individuelle Dosis Phönix Silybum spag. und Phönix Thuja-Lachesis spag. in etwas Wasser einnehmen
- ☐ Fludding für den nächsten Tag vorbereiten
- ☐ vor dem Schlafen: 1 TL Heilerde mit Wasser oder Tee

Deine Notizen

____

____

____

____

Vollfastentag 5

Datum: ______________________________

Generell

Bei einigen Fastenden macht sich die Haut durch Spannen bemerkbar. Gerne darfst du deine Haut heute noch einmal mehr verwöhnen. Schließlich leitet auch sie mit zunehmender Fastendauer mehr aus als sonst. Gönne ihr zum Beispiel ein Basenbad, eine Zupfmassage, Masken oder Öleinreibungen (mehr dazu im Kapitel »Hautpflege«, Seite 105).

Ein Leberwickel irgendwann heute wäre eine schöne Sache!

Immer auf warme Füße achten! Nimm bei Bedarf ein ansteigendes Fußbad.

Morgens

- ☐ im Bad Ölziehen
- ☐ im Bad Trockenbürsten
- ☐ 1 Glas warmes Wasser mit 1 EL Flohsamenschalen
- ☐ Chlorellatabletten
- ☐ 1 Mariendistel-Dragee
- ☐ individuelle Dosis Phönix Silybum spag. und Phönix Thuja-Lachesis spag. in etwas Wasser einnehmen
- ☐ Frühstück: Sauerkrautsaft, Fastentee

Mittags

- [ ] 1 Glas Brottrunk mit etwas Zitronensaft und Wasser
- [ ] Chlorellatabletten und Fastenbrühe nach Belieben
- [ ] individuelle Dosis Phönix Silybum spag. und Phönix Thuja-Lachesis spag. in etwas Wasser einnehmen

Nachmittags

- [ ] 2 TL teilweise hydrolisiertes Guar in Wasser
- [ ] evtl. Fludding
- [ ] bei »Verstopfungsgefühl« oder Unwohlsein ein Einlauf: 500 bis 1000 ml

Abends

- [ ] Gemüsesaft und/oder Fastentee mit 1 EL Flohsamen
- [ ] Chlorellatabletten
- [ ] 1 Mariendistel-Dragee
- [ ] individuelle Dosis Phönix Silybum spag. und Phönix Thuja-Lachesis spag. in etwas Wasser einnehmen
- [ ] Fludding für morgen vorbereiten
- [ ] vor dem Schlafen: 1 TL Heilerde mit Wasser oder Tee

Deine Notizen

____

____

____

____

Vollfastentag 6

Datum: ____________________

Generell

Wenn es dir so richtig gut geht, kannst du darüber nachdenken, noch einen oder zwei Vollfastentage dranzuhängen. Entscheide das gegebenenfalls von Tag zu Tag spontan.

Ein Leberwickel irgendwann heute wäre eine schöne Sache!

Immer auf warme Füße achten! Nimm bei Bedarf ein ansteigendes Fußbad.

Eventuell musst du einkaufen für das morgige Fastenbrechen.

Morgens

- [ ] im Bad Ölziehen
- [ ] im Bad Trockenbürsten
- [ ] 1 Glas warmes Wasser mit 1 EL Flohsamenschalen

- ☐ Chlorellatabletten und 1 Mariendistel-Dragee
- ☐ individuelle Dosis Phönix Solidago spag. und Phönix Thuja-Lachesis spag. in etwas Wasser einnehmen
- ☐ Frühstück: Sauerkrautsaft, Fastentee, evtl. etwas Fruchtpudding

Mittags

- ☐ 1 Glas Brottrunk mit etwas Zitronensaft und Wasser
- ☐ Chlorellatabletten und Fastenbrühe nach Belieben
- ☐ individuelle Dosis Phönix Solidago spag. und Phönix Thuja-Lachesis spag. in etwas Wasser einnehmen

Nachmittags

- ☐ 2 TL teilweise hydrolisiertes Guar in Wasser
- ☐ evtl. Fludding
- ☐ Einlauf: 500 bis 1000 ml (evtl. abends)

Abends

- ☐ Gemüsesaft und/oder Fastentee mit 1 EL Flohsamen
- ☐ Chlorellatabletten
- ☐ 1 Mariendistel-Dragee
- ☐ individuelle Dosis Phönix Solidago spag. und Phönix Thuja-Lachesis spag. in etwas Wasser einnehmen
- ☐ Fludding für morgen zubereiten
- ☐ vor dem Schlafen: 1 TL Heilerde mit Wasser oder Tee

Deine Notizen

____

____

____

____

Aufbautag 1 (Tag 1 nach dem Fasten)

Datum: ______________________________

Generell

Fastenbrechen!

Achtung: Beginne nicht zu schnell wieder mit dem »richtigen« Essen! Achtsam wieder damit anzufangen, ist oft schwieriger als das Fasten selbst. Trotzdem solltest du aufmerksam sein – ein vernünftiger Kostaufbau bewahrt die Erfolge deiner Heilfastenkur. Dein Organismus ist (auf eine positive Art) gerade sehr empfindlich und empfänglich für Reize. Greifst du vorschnell auf ungünstige Lebensmittel zurück oder verfällst ins Schlingen oder Snacken, belastest du deinen Organismus übermäßig und machst eventuell sogar deine Erfolge zunichte.

Die grundsätzlichen Empfehlungen zur Gestaltung deiner Mahlzeiten, die du in der Vorbereitung aufs Fasten kennengelernt hast, kommen nach wie vor zur Anwendung.

Erste Regel sollte das vernünftige Kauen sein: Jeder Bissen sollte so lange gekaut werden, bis er (ohne bewusst zu schlucken) von selbst aus dem Mund verschwunden ist. Achte bitte insbesondere auch auf die Mahlzeitenpausen.

Ansonsten ist es v. a. wichtig, nicht gleich zu fettig zu essen und zunächst auf Fleisch, Kuhmilch, Weizen und v. a. auch Süßigkeiten und andere Genussgifte zu verzichten. Für die drei Aufbautage schlage ich dir Rezepte vor. Orientiere dich danach an den Rezepten für die Vorbereitungsphase sowie meinen 10 Goldenen Ernährungstipps (Seite 124).

Morgens

- [ ] im Bad Ölziehen
- [ ] im Bad Trockenbürsten
- [ ] 1 Glas warmes Wasser mit 1 EL Flohsamenschalen
- [ ] Chlorellatabletten
- [ ] individuelle Dosis Phönix Solidago spag. und Phönix Thuja-Lachesis spag. in etwas Wasser einnehmen
- [ ] Frühstück: Sauerkrautsaft, Fastentee, evtl. etwas Fludding
- [ ] Genieße dazu einen ganzen zimmerwarmen Apfel und kau dabei langsam und gründlich. Achte mal ganz bewusst darauf, wie dein Apfel schmeckt, wie sich das Kauen, die Konsistenz und das Schlucken anfühlen
- [ ] 1 Mariendistel-Dragee nach dem Essen

Mittags

- [ ] 1 Glas Brottrunk mit etwas Zitronensaft und Wasser
- [ ] Chlorellatabletten
- [ ] individuelle Dosis Phönix Solidago spag. und Phönix Thuja-Lachesis spag. in etwas Wasser einnehmen
- [ ] Mittagessen: 1 große Tasse Fastenbrühe, dazu ggf. eine Scheibe Roggen-Knäckebrot

Zwischen Mittag- und Abendessen

- [ ] 2 TL teilweise hydrolisiertes Guar in einem Glas Wasser

Abends

- [ ] Chlorellatabletten
- [ ] 1 Mariendistel-Dragee
- [ ] individuelle Dosis Phönix Solidago spag. und Phönix Thuja-Lachesis spag. in etwas Wasser einnehmen
- [ ] Abendessen: Mit reichlich Wasser gekochte pürierte Gemüsesuppe (Seite 143), z. B. aus Möhren oder Pastinaken, ggf. 1 Scheibe Knäckebrot hauchdünn mit veganer Butter bestrichen, dazu Wasser und Tee
- [ ] vor dem Schlafen: 1 TL Heilerde mit Wasser oder Tee

Deine Notizen

____

____

____

____

Aufbautag 2

Datum: ________________________

Generell

Achte heute unbedingt auf deine Trinkmenge – es sollte insgesamt etwas mehr getrunken werden, ca. 2,5 bis 3 Liter, damit deine Stuhlentleerung wieder gut einsetzen kann.

Die Umstellung von Abnahme zu Aufnahme ist in vollem Gange.

Morgens

- [ ] im Bad Ölziehen
- [ ] im Bad Trockenbürsten
- [ ] 1 Glas warmes Wasser mit 1 EL Flohsamenschalen
- [ ] Chlorellatabletten
- [ ] individuelle Dosis Phönix Solidago spag. und Phönix Thuja-Lachesis spag. in etwas Wasser einnehmen
- [ ] Frühstück: Sauerkrautsaft, Tee, 1 geriebener Apfel, 1 bis 2 Scheiben Knäckebrot mit veganer Butter und Gurke, für Hungrige etwas leichtes veganes Protein (z. B. veganes Erbsenproteinpulver als Shake)
- [ ] 1 Mariendistel-Dragee nach dem Essen

Mittags

- [ ] 1 Glas Brottrunk mit etwas Zitronensaft und Wasser
- [ ] Chlorellatabletten
- [ ] individuelle Dosis Phönix Solidago spag. und Phönix Thuja-Lachesis spag. in etwas Wasser einnehmen
- [ ] Mittagessen: Entlastende Gemüsesticks (Seite 151) oder Gemüsesuppe (Seite 143)

Zwischen Mittag- und Abendessen

- [ ] 2 TL teilweise hydrolisiertes Guar in einem Glas Wasser

Abends

- [ ] Chlorellatabletten
- [ ] 1 Mariendistel-Dragee
- [ ] individuelle Dosis Phönix Solidago spag. und Phönix Thuja-Lachesis spag. in etwas Wasser einnehmen
- [ ] Abendessen: entlastende Gemüsesticks (Seite 151) oder Gemüsesuppe (Seite 143), evtl. etwas veganes Proteinpulver dazu
- [ ] vor dem Schlafen: 1 TL Heilerde mit Wasser oder Tee

Deine Notizen

____

____

____

____

Aufbautag 3

Datum: ______________________

Generell

Die heutige Aufnahme reduzierter Vollwertkost bietet die Chance, deine Ernährung wirklich umzustellen – auf eine artgerechte, gesunde basenüberschüssige Vollwerternährung, die im wahrsten Sinne des Wortes nährt.

Weiterführende Tipps dazu oder sogar maßgeschneiderte Empfehlungen findest du in meinen Ernährungstipps (Seite 124), in meinem Podcast »Erfolg durch Ernährung« oder natürlich auf meinen Praxisseiten.

Morgens

- [ ] im Bad Ölziehen
- [ ] im Bad Trockenbürsten
- [ ] 1 Glas warmes Wasser mit 1 EL Flohsamenschalen
- [ ] Chlorellatabletten
- [ ] individuelle Dosis Phönix Urtica-Arsenicum spag. und Phönix Thuja-Lachesis spag. in etwas Wasser einnehmen
- [ ] Frühstück: ½ Portion einer der Frühstücksvarianten aus den Rezepten hinten im Buch
- [ ] 1 Mariendistel-Dragee nach dem Essen

Mittags

- [ ] 1 Glas Brottrunk mit etwas Zitronensaft und Wasser
- [ ] Chlorellatabletten
- [ ] individuelle Dosis Phönix Urtica-Arsenicum spag. und Phönix Thuja-Lachesis spag. in etwas Wasser einnehmen
- [ ] Mittagessen: entlastende Gemüsesticks (Seite 151) oder Gemüsesuppe (Seite 143) und ggf. etwas leichtes Protein dazu

Zwischen Mittag- und Abendessen

- [ ] 2 TL teilweise hydrolisiertes Guar in einem Glas Wasser

Abends

- [ ] Chlorellatabletten
- [ ] 1 Mariendistel-Dragee
- [ ] individuelle Dosis Phönix Urtica-Arsenicum spag. und Phönix Thuja-Lachesis spag. in etwas Wasser einnehmen

- [ ] Abendessen: Entlasungs-Salat mit Dip (Seite 151)
- [ ] vor dem Schlafen: 1 TL Heilerde mit Wasser oder Tee

Deine Notizen

____

____

____

____

Ab Tag 4 nach dem Vollfasten

Datum: ______________________________

Ich empfehle dir, für die nächsten 1–2 Wochen die basenüberschüssigen Rezepte hinten im Buch als Orientierung zu verwenden, wenn du dir Mahlzeiten zubereitest. Führe tierische Eiweiße langsam und achtsam ein, um deinen Organismus nicht zu überfordern. Kau ausreichend, achte auf Mahlzeitenpausen und Trinkmenge und hör auf dein Bauchgefühl, wenn du die Mahlzeiten langsam vergrößerst und ausweitest. Beachte bitte die Hinweise zum Kostaufbau und zur gesunden vollwertigen Ernährung, die ich dir im Kapitel »Fastenbrechen und Kostaufbau« (Seite 122) zusammengestellt habe.

Im Anschluss an die Aufbautage sollten die Phönixtropfen noch weiter (für insgesamt 45 Tage) eingenommen werden, wobei die Präparate Silybum spag., Solidago spag. und Urtica-Arsenicum spag. wie bislang auch im Dreitagesrhythmus in dieser Reihenfolge wechseln und Thuja-Lachesis spag. täglich wie bislang auch zusätzlich eingenommen wird.

Fastenkrisen & Notfallplan

Einige Menschen befürchten beim Heilfasten einen Einbruch, vor allem wenn sie das zum ersten Mal ausprobieren. Aber abbrechen sollte keine Option sein!

Gerade die ersten drei Fastentage stellen für den Körper eine extreme Herausforderung dar, was sich durch die Umstellung auf den Fastenstoffwechsel (vgl. auch das Kapitel »Was passiert beim Fasten im Körper?«, Seite 13) erklären lässt. Sollten dich diese Umstellungsmaßnahmen zu sehr fordern, oder sollten unabhängig davon Befindlichkeitsstörungen auftreten, kann dir die nachfolgende Übersicht helfen, in solchen Situationen entsprechende Gegenmaßnahmen zu ergreifen, um typische Fastenkrisen im Keim zu ersticken.

Achtung: Bitte kontaktiere bei Unwohlsein oder ernsten Symptomen im Zweifelsfall eine Arztpraxis oder eine*n erfahrene*n Fastentherapeut*in!

Mögliche Fastenkrisen – was kann ich tun?

Hungergefühle, flauer Magen

Typische Gründe

- oft kurze Anpassungsstörung bei der Umstellung der Energiegewinnung innerhalb der ersten 3 Fastentage
- Verdauungstrakt nicht leer
- nicht ausreichend getrunken
- Ekel vor bestimmten Präparaten (z. B. Fludding)

Gegenmaßnahmen

- erneut abführen, Einlauf
- 1 Glas warmes Wasser trinken
- bei Übelkeit im Zusammenhang mit bestimmten Begleitmaßnahmen/Mitteln: Maßnahme weglassen

Kopfschmerzen

Typische Gründe

- oft Anpassungsstörung bei der Umstellung der Energiegewinnung innerhalb der ersten 3 Fastentage
- Entzugserscheinung durch Kaffeeverzicht
- Übersäuerung (Kaffee, Tee, Süßigkeiten rechtzeitig ausgeschlichen? Übersäuerung im Vorfeld korrigiert?)
- zu geringe Trinkmenge

Gegenmaßnahmen

- Übersäuerung kann ggf. über Basenbäder und Basentees weiter korrigiert werden
- Trinkmenge erhöhen
- Zitronenwasser (frische Zitrone)
- Einläufe auf jeden Fall durchführen (ggf. sogar 2 hintereinander)
- Kräutertees: Melisse, Minze, Zinnkraut, Lavendel, Schlüsselblume
- Biochemie Schüsslersalz Nr. 7 (Magnesium phosphoricum) in der Potenz D6 als sogenannte »Heiße 7«: dafür 10 Tabletten in heißem Wasser auflösen und schluckweise trinken
- ansteigende Unterschenkelbäder mit abschließendem kühlen (nicht eiskalten!) Guss (mehr dazu im Abschnitt »Ansteigende Fuß- und Unterschenkelbäder«, Seite 104)
- Vagusnerv-Übungen zur Entspannung des vegetativen Nervensystems (siehe dazu den Abschnitt »Vagusnerv-Übungen«, Seite 117)

Kreislaufstörungen, Schwindel

Typische Gründe

- in den ersten drei bis vier Tagen als Anpassungsstörungen der Energie-Umstellungsprozesse
- zu geringe Trinkmenge

Gegenmaßnahmen

- Trinkmenge erhöhen
- Trockenbürsten
- kalte Gesichtsgüsse
- Frischluft
- Füße hochlagern
- ggf. etwas Honig in den Tee
- bei schwereren Fällen: 1 bis 2 Tropfen Korodin auf die Zunge; Korodin Herz-Kreislauf-Tropfen (pflanzliches Arzneimittel)

Wadenkrämpfe, Fingerkribbeln, Lippenkribbeln

Typische Gründe

- Mineralstoffverschiebungen
- zu geringe Trinkmenge
- sportliche Überanstrengung

Gegenmaßnahmen

- Trinkmenge erhöhen
- Biochemie Schüsslersalz Nr. 7 (Magnesium phosphoricum) in der Potenz D6 als sogenannte »Heiße 7«: dafür 10 Tabletten in heißem Wasser auflösen und schluckweise trinken
- Brühe trinken
- ggf. über Mineralstoffpräparat (Magnesium?) nachdenken (Therapeut*innen-

rat einholen, Mineralstoffe in Serum und Vollblut checken lassen)
- Trainingsumfang reduzieren (zunächst auf ca. 50 %)

Muskuläre Schwäche

Typischer Grund schnellerer Verbrauch des Muskelbrennstoffes

Gegenmaßnahme Trainingsumfang reduzieren (zunächst auf ca. 50 %)

Rheumatische Beschwerden

Typische Gründe
- meist venös-lymphatische Entstauung → Heilreaktion!
- Vitalstoffdefizite
- evtl. bei Gichtpatienten Erhöhung des Harnsäurespiegels durch Muskelabbau

Gegenmaßnahmen
- Trinkmenge erhöhen
- Einlauf
- Übersäuerung ggf. durch Basenbäder oder basische Umschläge weiter korrigieren
- Einläufe
- Vitalstoffpräparat erwägen (Aminosäuren, Fettsäuren, Vitamine und Mineralstoffe in Serum und Vollblut checken lassen, Therapeut*innenrat einholen)
- Dosis Phönix Thuja-Lachesis spag. erhöhen
- ggf. Ausleitungsunterstützung durch rechtsdrehende Milchsäure (z. B. Milchsäure Pflüger Tropfen), Ceres Betula folium oder Ceres Imperatoria ostruthium unterstützen (Therapeut*innenrat einholen)

Unruhige Beine / Restless Legs

Typische Gründe
- Vitalstoffmangel (oft Vitamin B_1, B_2, B_6, B_{12}, Q_{10}, Magnesium, Fettsäuren)
- überreiztes vegetatives Nervensystem

Gegenmaßnahmen
- Trinkmenge erhöhen
- kalte Schenkelgüsse
- Biochemie Schüsslersalz Nr. 7 (Magnesium phosphoricum) in der Potenz D6 als sogenannte »Heiße 7«: dafür 10 Tabletten in heißem Wasser auflösen und schluckweise trinken
- Mineralstoffpräparat erwägen (Labor checken, Therapeut*innenrat einholen)
- Vagusnervübungen

Frösteln, kalte Füße

Typische Gründe
- oft Umstellungsprozesse oder Energiemangel
- Schwäche im Nierenmeridian

Gegenmaßnahmen
- beim Fasten ohnehin immer warm halten (dicke Socken, Körnerkissen, Wärmflasche, Gymnastik)

- ggf. Ingwerwasser trinken (einige Ingwerstücke für 10 Minuten köcheln, abseihen)
- Ingwerwickel
- ansteigende Fuß- oder Unterschenkelbäder ohne abschließenden kalten Guss
- Fußeinreibungen (z. B. mit Wala Kupfersalbe rot)
- folgende Gewürze haben thermische Effekte und können in kleinen Dosen in Wasser, Tee, Gemüsesaft oder Brühe gegeben werden: Galgant, Chili, Ingwer, Kurkuma, Kardamom

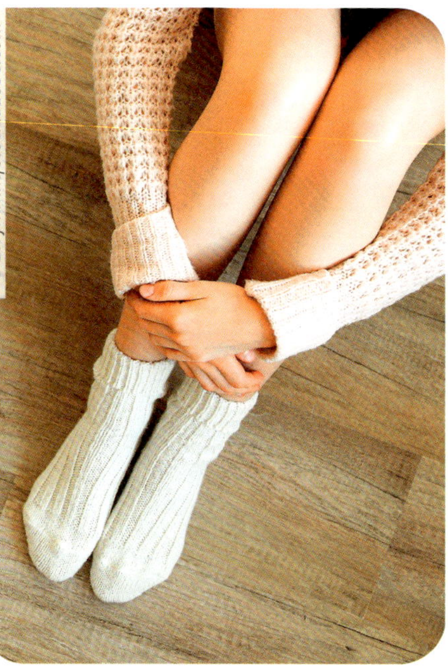

© Evrymmnt/stock.adobe.com

Trockener Mund, Schluckbeschwerden, Mundgeruch, belegte Zunge

Typische Gründe

- Flüssigkeits- und Mineralausscheidung, verringerte Speichelbildung sowie Ausscheidung von Stoffwechselabfallprodukten
- zu geringe Trinkmenge

Gegenmaßnahmen

- Trinkmenge erhöhen
- Zungenschaber verwenden
- Ölziehen
- einen Tropfen Pfefferminzöl in ein Glas Wasser geben, den Mund damit ausspülen
- ggf. ein Stück Zitrone (ohne Schale) lutschen
- 1 TL Heilerde im Mund schwenken, ausspülen
- im Notfall: Pfefferminzdragee ohne Zucker und ohne Zusatzstoffe

Herzklopfen

Typischer Grund häufig saure Stoffwechselprodukte

Gegenmaßnahmen vergeht meist von alleine wieder

- im Zweifel ärztlich abklären lassen und im Labor insbesondere Elektrolyte, CK, CK-MB, LDH, GOT, GPT und TroponinT checken lassen
- ggf. Korodin-Kreislauftropfen: 1 bis 2 Tropfen direkt auf die Zunge

Sehstörungen, gelbliche Augenverfärbungen

Typischer Grund verringerter Augeninnendruck und Muskeltonus

Gegenmaßnahme bildet sich meist zurück; Trinkmenge erhöhen

Veränderte Atmung

Typischer Grund Vitalstoffdefizite

Gegenmaßnahmen

- im Zweifel ärztlichen Rat einholen
- Mineralstoffhaushalt im Labor (Serum und Vollblut) überprüfen lassen, ggf. nach Therapeut*innenrat Vitalstoffpräparat erwägen

Schlafstörungen

Typische Gründe

- Stoffwechselumstellungsvorgänge
- vegetative Übererregung

Gegenmaßnahmen geht meist zurück

- Kräutertee: Baldrian, Wermut, Zitronenmelisse, Kamille, Lavendel
- Biochemie Schüsslersalz Nr. 7 (Magnesium phosphoricum) in der Potenz D6 als sogenannte »Heiße 7« (10 Tabletten in heißem Wasser auflösen, schluckweise trinken)
- Vagusnerv-Übungen

»Komische« Ausscheidungen

Typische Gründe

- Flüssigkeitsmangel
- Körpergeruch kann durch Ausleitungsprozesse intensiver sein

Gegenmaßnahmen stark gelb gefärbter und/oder stark riechender Urin zeigt an, dass Flüssigkeit fehlt

- Trinkmenge erhöhen
- notfalls Ersatzdeo mitführen
- Basenbäder

Stimmungsschwankungen

Typische Gründe Nicht nur der Körper, auch die Seele ist auf Reinigung und Loslassen gepolt, dabei kann einiges aufgewirbelt werden.

Gegenmaßnahmen

- Spaziergang an frischer Luft, dabei tief in den Bauch atmen
- Atemübungen
- Meditation
- Vagusnerv-Übungen

Notfallstufenplan

Sollte es dir während des Fastens wider Erwarten schlecht gehen, insbesondere, wenn dies aus heiterem Himmel geschieht: Kontaktiere bitte im Zweifelsfall einen Arzt/eine Ärztin bzw. eine*n Fastentherapeut*in!

Bevor du das Fasten entnervt abbrichst, versuch es doch einmal mit nachfolgendem Notfallstufenplan, zu dem mich René Gräber in seiner Fastenanleitung inspiriert hat (sein Buch findest du bei den Quellenangaben ganz hinten). Die Punkte des Plans sollten dabei nacheinander abgearbeitet werden – der nächste Punkt kommt nur dann zum Tragen, wenn der vorhergehende nicht gewirkt hat!

Der Notfallstufenplan ist für ernsthafte Fastenkrisen gedacht, die typischerweise aus heiterem Himmel auftauchen. Man fühlt sich, ähnlich einer beginnenden Grippe, abgeschlagen und schlapp. Solche heftigeren Krisen sind im Regelfall Anzeichen dafür, dass der Körper mit der Ausscheidung sehr großer Mengen an Stoffwechselendprodukten, Giftstoffen und »Schlacken« zu tun hat. Insofern ist eine Fastenkrise in der Regel als Heilkrise anzusehen, die meist so schnell verfliegt, wie sie aufgetreten ist. Der Organismus hat gerade viel mit sich selbst zu tun und braucht Schonung.

- Hast du alle vorgesehenen Begleitmaßnahmen für ein krisenfreies Fasten eingesetzt und durchgeführt? Bitte kontrolliere neben Mitteleinnahmen, ob insbesondere das Abführen und die Einläufe durchgeführt wurden und gewirkt haben. Wie du u. a. auch den Abschnitten »Abführlösung« (Seite 86) und »Einlauf« (Seite 88) entnehmen kannst, ist die Entleerung des Verdaungstraktes eine sehr erfolgsbestimmende Maßnahme beim krisenfreien Fasten. Ein Einlauf ist häufig also neben Ruhe und Wärme die erste sinnvolle Notfallmaßnahme.
- Findet sich der aktuelle Grund für deine Idee, das Fasten abzubrechen im Kapitel »Mögliche Fastenkrisen« (Seite 75)? Falls ja, leite bitte die dort beschriebenen Maßnahmen in die Wege.
- Gib 1 bis 2 TL Honig in deinen Fastentee.
- Gönn dir einen extra Fludding (Seite 155).
- Nimm etwas püriertes Gemüse zu dir bzw. reichere deine Fastenbrühe mit einer pürierten Einlage an.
- Reichere deine Fastenbrühe mit etwas veganem Frischkäse oder Kokosmilch an.
- Nimm 100 bis 200 ml eines veganen Proteinshakes zu dir. Ich nutze das von mir selbst entwickelte vegane Erbsenprotein der Firma Maxxprosion.
- Gönn dir eine Schale Haferschleim: 250 ml Wasser mit ca. 5 EL löslichen Haferflocken sowie einem halben geriebenen Apfel aufkochen (es sollte eine breiige Konsistenz entstehen).

Begleitmaßnahmen für ein krisenfreies Fasten

Als Vorbeugung vor möglichen Fastenkrisen kannst du bestimmte Maßnahmen treffen. Ich erkläre dir hier, welche.

In meinem Masterplan für gesundes Heilfasten schlage ich verschiedene Begleitmaßnahmen vor. Diese dienen dazu, deinen Organismus dabei zu unterstützen, die Entgiftungs- und Ausleitungsprozesse während des Fastens besser zu verkraften.

Nicht alle Maßnahmen müssen für dich relevant sein. Ihre Sinnhaftigkeit oder Notwendigkeit hängt stark davon ab, ob und wo dein Körper Defizite, Dysbalancen oder Schwachstellen hat. Vor allem dann bieten zielführende Maßnahmen deinem Organismus Unterstützung an, sodass die Fastenwoche krisenfrei durchgehalten werden kann.

Keine der Maßnahmen ist kontraproduktiv für gesunde Menschen. Das heißt, du musst dir keine Sorgen machen, dass dir eine Maßnahme schadet. Sollte es besondere Erwägungen oder Kontraindikationen geben, habe ich diese im jeweiligen Abschnitt angemerkt.

Du kannst also theoretisch auch alle Maßnahmen für dich umsetzen. Alternativ kannst du dir diejenigen herauspicken, die dich besonders ansprechen oder die dir besonders sinnvoll für deinen speziellen Fall erscheinen.

Manchmal helfen dir Tests (z. B. Urin-pH-Test, Blutuntersuchungen) dabei, herauszufinden, ob eine Maßnahme hilfreich oder gar notwendig für dich ist.

Wenn ich Präparate erwähne, mit denen ich in der Praxis arbeite, findest du detailliertere Empfehlungen und Bezugsquellen auf meiner Webseite.

Dem gesamten Organismus etwas Gutes tun

Phönix Ausleitungsschema

Was ist das? Das Phönix Ausleitungsschema stellt eine ganzheitliche Unterstützung auf Ebene des Stoffwechsels dar und betrifft somit den kompletten Organismus. Ziel ist es, die sogenannte Grundregulation deines Körpers zu verbessern: Dein Milieu wird reguliert, deine Ausleitungs- und Entgiftungsorgane werden gestützt.

Die Grundregulation umfasst verschiedene grundlegende Funktionseinheiten deines Organismus, die exakt aufeinander abgestimmt funktionieren müssen, damit das Gesamtsystem »Körper« optimal arbeiten kann. Extrazelluläre Flüssigkeit, die sich im Bindegewebe (auch: Mesenchym) befindet, nimmt dabei eine Schlüsselrolle ein: Sie verbindet Lymphbahnen, Lymphorgane und Zellen sowie Hormonsystem und Zentralnervensystem. Zudem steht sie im Mittelpunkt von Entzündungs- und Abwehrvorgängen. Bindegewebe und extrazelluläre Flüssigkeit bilden eine Transitstrecke für alle im Organismus gelösten Stoffe, über die Zellen ernährt werden und gleichzeitig Abfallstoffe entsorgt werden. Über diese Transitstrecke finden Aufbau, Einbau und Ausleitung – also die gesamte Grundregulation – statt. Dies macht Bindegewebe und extrazelluläre Flüssigkeit zu einem wichtigen Ansatzpunkt in jedem ausleitenden Therapieverfahren – natürlich auch im Heilfasten!

Studien zeigen nicht nur einen positiven Einfluss des Phönix Ausleitungsschemas auf den Säure-Basen-Haushalt des Körpers, sondern auch eine Entlastung des Organismus von eingelagerten Schwermetallen. Die spagyrisch homöopathischen Tropfen können die Grundregulation verbessern und alle Ausleitungs- und Entgiftungsstrukturen unterstützen.

Was brauche ich? Phönix Silybum spag., Phönix Solidago spag., Phönix Urtica-Arsenicum spag., Phönix Thuja-Lachesis spag. in individuell zu bestimmender Menge.

Diese vier Präparate werden gemäß eines bestimmten Schemas eingenommen. Sie haben jeweils ein bestimmtes Organsystem im Fokus:

- Phönix Silybum spag. bezieht sich primär auf den Funktionskreis Leber.
- Phönix Solidago spag. hat den Funktionskreis Niere im Blickpunkt.
- Phönix Urtica-Arsenicum spag. stellt die Haut in den Mittelpunkt.
- Phönix Thuja-Lachesis spag. betrifft das Blut- und Lymphsystem.

Für wen wird das Phönix Ausleitungsschema empfohlen? Da Bindegewebe und extrazelluläre Flüssigkeit einen wichtigen Ansatzpunkt bei jeder ausleitenden Therapie darstellen und a) deren »Grundreinigung« im Zentrum des Heilfastens steht sowie b) übermäßige Belastungen des Bindegewebsraums häufig zu Fastenkrisen führen, empfehle ich das Phönix Ausleitungsschema für jede*n Heilfastenden.

Wie oft sollte das Phönix Ausleitungsschema eingesetzt werden? In seiner bewährten Form wird das Ausleitungsschema unter Verwendung der 4 aufgeführten Präparate über 45 Tage angewendet. Zur Vorbereitung deines Organismus auf das Heilfasten schlage ich vor, die Einnahme bereits 5 Tage vor den Entlastungstagen zu beginnen und die Einnahme auch über die Aufbautage hinaus fortzusetzen. So habe ich es auch in den Plänen zu deinem Fastenplan (Seite 52) vermerkt. Die Einnahme erfolgt typischerweise 3 × täglich.

Jeden Tag werden 2 Präparate kombiniert: Phönix Thuja-Lachesis spag. kommt an jedem Einnahmetag zum Einsatz. Die drei anderen Präparate wechseln im Dreitagesrhythmus: 3 Tage lang wird zusätzlich Phönix Silybum spag. eingenommen, dann 3 Tage lang Phönix Solidago spag., danach 3 Tage lang Phönix Urtica-Arsenicum spag., woraufhin es wieder mit Phönix Silybum spag. losgeht.

Die Einnahmemenge ist für jeden Menschen individuell zu bestimmen. Häufig erfolgt eine Orientierung an Gewicht und Statur. Eine typische Dosierung während der Fastenwoche liegt bei 3 × 15 Tropfen pro Präparat und Tag.

Reagierst du erfahrungsgemäß sehr empfindlich auf Präparate, empfehle ich dir, mit 3 × 1 Tropfen pro Sorte zu starten und dich in Richtung 3 × 15 Tropfen langsam an die Dosierung heranzutasten, mit der du dich wohlfühlst.

Reagierst du erfahrungsgemäß sehr träge oder »unbeeindruckt« auf Präparate, kann es sein, dass du sogar 3 × 30 Tropfen pro Variante benötigst.

Meine Patient*innen pendeln sich meist irgendwo zwischen 3 × 15 und 3 × 40 Tropfen pro Präparat und Tag ein.

Wichtig ist, dass du durch die Einnahme keine unangenehmen »Entgiftungssymptome« entwickelst und dich gut fühlst.

Kontraindikationen Überempfindlichkeit gegen Korbblütler

Kneipp-Güsse

Wie funktioniert das? Kneipp-Güsse sind ein Teil der umfassenden Kneipp-Kur; sie basieren auf der natürlichen Heilwirkung von Wasser und Wärmetausch und bezeichnen gezielte Kaltwasseranwendungen auf bestimmten Körperpartien. Sie dürfen nur auf erwärmten Körperteilen angewendet werden; bei kalten Füßen darf keine direkte Anwendung erfolgen, hier ist zunächst eine Erwärmung über mehrere Warmgüsse hervorzurufen.

Klassisch ist die Anwendung eines breiten Wasserstrahls, sodass Körper bzw. Körperteil mantelförmig umflossen werden. Der Schlauch wird leicht abwärts gehalten, um das Wasser ohne Druck aufzubringen. Die Gussrichtung ist immer von außen zum Herzen hin und beginnt auf der rechten Körperseite. Alle bewährten Gusstechniken (Vollguss, Rückenguss, Oberguss, Unterguss, Knieguss) können auch gut während des Fastens durchgeführt werden. Für die Selbstanwendung ohne Partner eignen sich insbesondere Unter- und Knieguss, auf denen daher hier der Fokus liegt:

- Unterguss: Der Wasserstrahl wird vom rechten Fuß aus an der Rückseite des Beines über das Knie bis zur Leistenbeuge bzw. in die Lendenregion und wieder zurückgeführt. Dieselbe Anwendung erfolgt für die linke Seite. Anschließend wird analog auf der Vorderseite des rechten und linken Beines verfahren.
- Knieguss: Der Wasserstrahl wird an der Hinterseite des rechten Beines außen auf die rechte Ferse gerichtet, dann bis zur Kniekehle hochgeführt, dann auf der hinteren Wadeninnenseite bis zum Innenknöchel zurück. Danach erfolgt die analoge Anwendung für die linke Seite. Anschließend wird – zunächst rechts, dann links – auf der Vorderseite der Beine ausgehend von den kleinen Zehen über das Knie bis zur Großzehe gearbeitet.

Kaltwassergüsse rufen als Reaktion eine Hautrötung hervor, da sich die Hautgefäße weiten. Dein Stoffwechsel wird angeregt, ebenso Kreislauf und Nervensystem. Über Reflexzonen kann über das Reizen bestimmter Hautareale auch auf innere Körpervorgänge eingewirkt werden. Neben einem Training von Haut und Gefäßsystem und damit der körpereigenen Wärmeproduktion regen kalte Güsse den Stoffwechsel an.

Im Regelfall werden Kneipp-Güsse 1- bis 2-mal täglich kurmäßig für drei bis sechs Wochen durchgeführt. Sie eignen sich von daher auch sehr gut für die Anwendung im Rahmen einer Fastenkur.

Was brauche ich? Wasserschlauch mit kaltem Wasser oder Dusche

Für wen werden Kneipp-Güsse empfohlen? Von den kreislaufanregenden und immunsystemstärkenden Wirkungen der Kneipp-Güsse kann jede*r, die/der fastet, profitieren. Insbesondere empfehlen sie sich bei Schwächezuständen, Gefäß- und Atemwegserkrankungen, rheumatischen Beschwerden oder Muskelerkrankungen.

Wie oft sollten Kneipp-Güsse angewandt werden? 1- bis 2-mal kurmäßig während der Fastenkur, inklusive der Entlastungs- und Aufbautage

Kontraindikationen kalte Füße, Nieren- und Harnwegsentzündungen, Herzinsuffizienz, Arteriosklerose, Hypertonie

(Bluthochdruck), Hyperthyreose (Schilddrüsenüberfunktion), Katarakt (grauer Star), Glaukom (grüner Star)

Sauna

Wie funktioniert das? Beim Saunagang folgt einem ca. 8- bis 12-minütigen Heißluftbad eine 8- bis 12-minütige Abkühlungsphase mit anschließender 15- bis 30-minütiger Ruhezeit. Man führt in der Regel zwischen ein und drei Saunagänge durch; die Gesamtzeit, die du in der Sauna verbringst, sollte dabei 30 Minuten täglich nicht überschreiten. 1–2 Saunabesuche pro Woche sind auch in der Fastenzeit problemlos durchführbar. Kreislauflabile Menschen sollten sich allerdings zunächst über kürzere Saunadauern oder geringere Temperaturen herantasten. Für saunaerfahrene Menschen ist das Saunieren auch in der Fastenzeit kein Problem.

Generell gilt die Faustregel, dass das Aufwärmen genauso viel Zeit in Anspruch nehmen sollte wie das Abkühlen. Beides sollte gemächlich und ohne zu raschen Wechsel zwischen den Extremen erfolgen. Vor Eintreten in die Sauna sollte dein Körper gleichmäßig durchwärmt sein. Fröstelige Personen können im Vorfeld ein warmes Fußbad nehmen, dann schwitzen sie in der Regel auch bereits beim ersten Saunagang.

Nach Verlassen der Sauna sollte vor dem Abkühlen durch kalte Güsse zunächst ein mehrminütiges Herumgehen an frischer Luft erfolgen, um deinen Körper langsam abzukühlen. Den Abschluss der Abkühlungsphase bildet in der Regel ein kalter Guss oder ein Tauchbad. Wichtig ist, die Abkühlung langsam über Beine und Arme einzuleiten und den Kopf immer mit einzubeziehen.

Beim Saunieren sind Wärmereiz und Kältereiz gleichermaßen wichtig, wenn es um die therapeutische Wirkung geht:

- Wärmereiz: Beim Saunagang steigen Pulsfrequenz und Herzleistung, gleichzeitig weiten sich die Gefäße, sodass der diastolische Blutdruck sinkt. Hautdurchblutung und Schweißbildung werden angeregt. Die Bronchien erweitern sich, der Atmungswiderstand sinkt, und Schleimhautabsonderungen im Atmungstrakt verstärken sich.
- Kältereiz: Beim Abkühlen normalisiert sich die Körpertemperatur langsam. Es verengen sich die Blutgefäße wieder, sie werden gleichsam trainiert und die Haut gestrafft. Die Sauerstoffaufnahme wird durch einen blutdruckansteigenden Effekt insbesondere über den Abschlussreiz des Tauchbads extrem erhöht.

Durch die vermehrte Schweißbildung ergibt sich ein reinigender und ausleitender Effekt über die Haut. Wichtig ist, insbesondere in der Fastenzeit, den Flüssigkeitsverlust bereits während des Saunierens kontinuierlich auszugleichen und ausreichend zu trinken!

Hör bitte auf dein Bauchgefühl und beende das Saunieren, wenn du merkst, dass dein Kreislauf nicht mehr mitspielt.

Was brauche ich? Saunamöglichkeit, Handtuch

Für wen wird die Sauna empfohlen? Die generell kreislaufanregenden und immunsystemstärkenden Effekte des Saunierens, verbunden mit ihrem ausleitenden Potenzial, kann im Grunde allen Fastenden empfohlen werden, sofern keine Kontraindikationen entgegenstehen.

Wie oft sollte sauniert werden? Saunaerfahrene Menschen können 1- bis 2-mal wöchentlich auch während der Fastenzeit saunieren. Dabei sind zwischen ein und drei Saunagänge zu jeweils 8 bis 12 Minuten sinnvoll.

Kontraindikationen akut entzündliche Erkrankungen, extreme Blutdruckanomalien, schwere Herzerkrankungen, Venenerkrankungen, Hyperthyreose (Schilddrüsenüberfunktion), Malignome (bösartige Geschwüre), akutes Glaukom (grüner Star), Epilepsie

Den Darm unterstützen

Abführlösung

Wie funktioniert das? Am Ende der Entlastungstage und am Anfang des Fastens steht in der Regel das ordnungsgemäße Abführen. Abführmittel sollen dazu dienen, die Darmpassage zu beschleunigen und eine schonende, schnelle Entleerung des Darms zu ermöglichen.

Das Leeren des Darmtraktes ist ein wichtiges Signal für den Körper, von Aufnahme auf Abgabe umzustellen (vgl. dazu auch den Abschnitt »Was passiert beim Fasten?«, Seite 13) und von Programm 1 (Ernährung von außen) auf Programm (Ernährung von innen) umzuschalten. Von daher ist diese Maßnahme auch allen Fastenwilligen zu empfehlen, sofern keine der oben genannten Kontraindikationen vorliegt.

Neben ihrer Funktion als Umschaltsignal wirken Abführmittel auf weiteren Ebenen:

- Überflüssiges festes oder flüssiges Körpermaterial wird ausgeleert.
- Schadstoffe werden aus deinem Darm entfernt, dadurch haben sie auch antientzündliche (antiphlogistische) und fiebersenkende (antipyretische) Wirkung.
- Krankhafte Funktionen anderer Organe (z. B. krampfartige Zustände) können abgeleitet werden, da der Darm nervös-reflektorisch und humoral mit anderen Körperteilen in Wechselwirkung steht.

Da es beim Fasten u. a. darum geht, den Körper von unnötigen und belastenden Stoffen zu befreien, empfiehlt es sich, bereits beim Abführen auf ein Mittel zurückzugreifen, das frei von ebensolchen Stoffen (z. B. Farbstoffe, künstliche Aromen, Konservierungsstoffe) ist. Reines

Glaubersalz (Natrium sulfuricum) und reines Bittersalz (Magnesium sulfuricum) bieten sich von daher besonders als Abführmittel an. Glauber- und Bittersalz zählen als salinische Abführmittel nach Bernhard Aschner (österreichischer Arzt, 1883–1960) zu den sogenannten »kühlenden« Abführmitteln. Sie sind besonders für pyknisch-athletische Konstitutionstypen mit Hitzeüberschüssigkeit geeignet. Salinische Abführmittel aktivieren neben ihrer abführenden Wirkung den Gallenfluss, was Peristaltik und abführende Wirkung zusätzlich verstärkt.

Die Salze bewirken aufgrund ihrer chemischen Eigenarten das Zurückhalten von Wasser im Darm, sodass durch das große Stuhlvolumen die Darmperistaltik angeregt wird und Darmpassage und Ausscheidung beschleunigt werden. Sulfat-Ionen können im Darm nicht resorbiert werden, sodass zur Herstellung von Isotonie Wasser im Darm zurückbleibt.

Glaubersalz hat einen stärker gallenfunktionsanregenden (choleretischen) Effekt als Bittersalz. Auch sollen seine konstitutionsumstimmenden Effekte stärker ausgebildet sein.

Was brauche ich? Glauber- oder Bittersalz. Von fertigen Abführsalzprodukten rate ich wegen der oftmals darin enthaltenen Zusatzstoffe eher ab, weil sie den Wirkeffekt schmälern können und zudem zu den »unnötigen« bzw. belastenden Stoffen zählen, die wir beim Fasten ja gerade vermeiden wollen.

Die Menge der Salze bemisst man typischerweise am Körpergewicht: Teile dein Körpergewicht in kg durch 2. Die Zahl, die du jetzt erhältst, entspricht der Grammzahl an insgesamt nötigen Abführsalzen, die du benötigst.

Ein Beispiel: Wiegst du ca. 60 kg, benötigst du ca. 30 g (= 60 : 2) Abführsalze insgesamt.

Um verschiedenen Konstitutionstypen gerecht zu werden, empfehle ich in der Praxis typischerweise, bei der Herstellung der Abführlösung die Salze hälftig zu mischen. In meinem Beispiel wären das 15 g Bittersalz und 15 g Glaubersalz.

Misch die typgerecht berechnete Menge an Salzen mit 800 ml hochwertigem, unbelastetem Wasser. Hinzu kommen eine frisch gepresste Grapefruit und eine frisch gepresste Zitrone. Die Mischung wird abgedeckt (wichtig; sonst lösen sich salinische Salze schlecht) für mindestens 2 Stunden in den Kühlschrank gestellt.

Wie oft sollte das Abführen erfolgen? In der Regel steht das Abführen einmalig am Anfang des Heilfastens (dritter Entlastungstag). Sollte der Erfolg in Form einer ordnungsgemäßen Entleerung ausbleiben, kann am darauffolgenden Tag erneut eine Abführlösung eingenommen werden.

Aufgeteilt auf 3 bis 4 Portionen trinkst du an dem Tag die zubereitete Lösung im Abstand von 30 bis 120 Minuten aus. Nach einigen Stunden erwarten dich mehrere wässrige, aber schmerzlose Darmentleerungen.

Generell solltest du die Flüssigkeitszufuhr nach dem Trinken der Abführlösung und vor der Entleerung einstellen bzw. auf ein Mindestmaß reduzieren. Das Gefühl einer »pelzigen« Zunge ist nicht unüblich, da große Flüssigkeitsmengen im Darm gebunden sind und dem Flüssigkeitshaushalt deines Körpers nicht zur Verfügung stehen.

Kontraindikationen Darmkrebs, Geschwüre oder Polypen im Magen-Darm-Trakt, Magenschleimhautentzündung, Colitis, Morbus Crohn, andere entzündliche Darmerkrankungen, Gallensteine mit Verlegungsgefahr, Bauchspeicheldrüsenentzündungen, Schwangerschaft

Einlauf

Wie funktioniert das? Der Einlauf zählt schon seit Jahrhunderten zu den bewährten Ausleitungsverfahren. Zunächst bei Verstopfung angewandt, wurden schon bald positive Effekte bei akuten fieberhaften Zuständen sowie die allgemeine Wirkung zur Entlastung des Stoffwechsels bekannt.

Die Wirkung von Einläufen beruht auf

- der Entfernung von Toxinen, also Giftstoffen, aus dem Darm
- der Entlastung des lymphatischen Systems durch mechanische und Temperaturreize auf die Darmschleimhaut
- viszero-viszeralen Reflexmechanismen

Tipp zur Einnahme von Abführlösungen

In der Praxis hat es sich bewährt, die Lösung aufgeteilt auf 3 Portionen im Zeitraum von ca. 14:00 Uhr bis 15:30 Uhr im Halbstundenrhythmus zu trinken, um die Entleerung nicht zu spät am Abend zu erleben.
Oder man teilt sie auf 4 Portionen auf und nimmt zwei davon am dritten Entlastungstag (18:00 Uhr, 20:00 Uhr) und die anderen zwei am ersten Vollfastentag (6:00 Uhr, 8:00 Uhr) zu sich. Hier verschiebt sich die Entleerung auf den Mittag des ersten Vollfastentages. Ich persönlich mag diese Variante nicht so gern, weil bis zur Entleerung keine Flüssigkeit zugeführt werden sollte und mir dieser Zeitraum zu lang ist.
Gerade kreislauflabilen Personen ist die erstgenannte Option zu empfehlen, alternativ kann man bei Variante 2 ab und zu ein Glas Wasser oder Tee trinken.

Was brauche ich? Irrigatorgefäß mit Schlauch und Einführstutzen (Darmrohr) oder Klysopumpe mit Schlauch und Einführstutzen, 300 bis 1000 ml Wasser, 1 TL Fenchel, 1 TL Anis, 1 TL Kümmel, 1 EL gutes Leinöl, evtl. Vaseline, Handtuch.

Für wen wird der Einlauf empfohlen? Da der Darm und dessen Reinigung und Pflege im Zentrum des Fastens steht, empfehle ich regelmäßige Einläufe als Basismaßnahme allen Fastenden. Viele potenzielle Fastenkrisen, wie z. B. Hunger oder Kopfschmerzen, weichen nach erfolgreich durchgeführtem Einlauf.

Wie oft sollte ein Einlauf erfolgen? Bei guter Verträglichkeit spricht nichts gegen eine tägliche Anwendung während des Fastens. Im Verlauf einer Fastenkur sollte mindestens jeden zweiten Tag ein Einlauf auf dem Programm stehen. Solange der Stuhl noch stückig oder sogar geformt ist oder ein Verstopfungsgefühl besteht, sollte er auf jeden Fall durchgeführt werden.

Vorbereitung Zur Durchführung des Einlaufs wird zunächst die Einlaufflüssigkeit vorbereitet. Beim ersten Einlauf werden 300 bis 500 ml Flüssigkeit empfohlen, bei den weiteren Einläufen kann auf bis zu 1000 ml gesteigert werden. Hier solltest du im wahrsten Sinne des Wortes auf dein Bauchgefühl hören: Kommt ein Druckgefühl auf, verbunden mit dem Gefühl, die Flüssigkeit gleich nicht mehr halten zu können, solltest du das Einlaufen der Flüssigkeit beenden.

Die benötigte Wassermenge wird mit je einem TL Fenchel, Anis und Kümmel zum Kochen gebracht und für ca. 10 Minuten bei geschlossenem Topf köcheln gelassen. Dann lässt man die Flüssigkeit auf Körpertemperatur abkühlen (!!!) und fügt 1 EL qualitativ hochwertiges Leinöl hinzu. Leinöl liefert die lebenswichtigen essenziellen Omega-3- und Omega-6-Fettsäuren im perfekten Verhältnis. 1 bis 2 EL pro Tag versorgen uns mit diesen lebenswichtigen Stoffen. Als Einlaufzutat kann Leinöl auch über die Darmschleimhaut wirken und diese pflegen. Gerade bei angetrocknetem Kot oder gereiztem Darm empfiehlt sich die Ölbeimengung.

So geht's Die abgekühlte Flüssigkeit wird in den Einlaufbehälter gefüllt. Achtung: Der Schlauch muss vor dem Einfüllen abgeklemmt bzw. das Ventil des Darmrohres verschlossen werden. Nach dem Einfüllen wird der Schlauch einmal kurz über dem Waschbecken geöffnet, um die Luft im Schlauch abzulassen.

Viele Menschen ziehen die Durchführung des Einlaufes im Badezimmer vor, es spricht jedoch nichts gegen eine Durchführung im Liegen auf dem Bett. Das Bett sollte dabei allerdings mit Handtüchern abgedeckt werden, da es gerade bei erstmaliger Durchführung oft zum Aus- bzw. Überlaufen der Einlaufflüssigkeit kommt.

Nun gilt es, eine bequeme Position zu finden, in der der Einlauf durchgeführt wird. Wichtig ist, dass du bei der Durchführung eine entspannte Haltung einnimmst, damit deine Bauchmuskulatur entspannen kann und der Einlauf selbst schmerzfrei einläuft. Es bieten sich die kniende Position oder liegende Positionen an. Generell wird die Seitenlage auf Links empfohlen. Aber auch die Rückenlage mit hochgestellten Beinen oder (für Sportliche) mit zur »Kerze« hochgestreckten Beinen wird von einigen Patienten vorgezogen. Hier gilt die Devise, auszuprobieren und auf sein Bauchgefühl zu vertrauen, um den persönlichen Favoriten zu finden.

Das Einlaufgefäß wird in der Nähe sicher stehend platziert. Es empfiehlt sich, das Darmrohr leicht mit Vaseline einzufetten, bevor es mit einer leichten Drehung sanft in den After eingeführt wird. Das Einführen darf nicht schmerzen. Wichtig ist es, den After zu entspannen, so als würde man pupsen. Nachdem das Darmrohr sicher sitzt, wird der Hahn des Darmrohrs geöffnet bzw. die Schlauchklemme entfernt.

Bei Verwendung der Klysopumpe beginnt man nun, durch langsames Pumpen die Flüssigkeit in den Darm zu pumpen. Bei Verwendung des Irrigators wird mit Druckgefälle gearbeitet, und das Gefäß muss langsam angehoben werden, um die Flüssigkeit in den Darm zu befördern. Ich bevorzuge die einfachere Handhabung der Klysopumpe, gerade, wenn man den Einlauf ohne fremde Hilfe bewältigen möchte.

Ist das Gefäß leer bzw. die gewünschte Flüssigkeitsmenge eingelaufen (bei starkem Stuhldrang aufhören!), wird das System geschlossen und das Darmrohr entfernt. Nun solltest du die Flüssigkeit bestenfalls mehrere Minuten halten, bevor die Stuhlentleerung erfolgt.

Im Nachgang solltest du das Einlaufgerät ordentlich durchspülen und reinigen. Das Darmrohr wird für mehrere Minuten ausgekocht und ggf. desinfiziert.

Wer sich etwas besonders Gutes tun will, kann sich eine Colon-Hydro-Therapie (CHT) gönnen. Dabei werden die unteren Darmabschnitte mehrfach unter wechselnder Wassertemperatur mithilfe eines speziellen Geräts von speziellen Therapeut*innen gespült. Die therapeutischen Effekte der CHT gehen über die eines reinen Einlaufes hinaus. Kotablagerungen werden beseitigt, Allergene und Toxine werden entfernt und die Darmflora wird so positiv beeinflusst. Zudem kommt es zu einer Entgiftungsreaktion, die sich speziell auf den Zwischenzellraum bezieht.

Kontraindikationen Bei akuten entzündlichen oder zerstörerischen Darmerkrankungen, Darmverengungen, in einer Schwangerschaft (v. a. bei vorzeitigen Wehen), bei Herzrhythmusstörungen, Herzinsuffizienzen, nach Operationen im Bauchraum, bei psychischen Erkrankungen sollte man auf einen Einlauf verzichten.

Kanne Brottrunk

Was ist das? Der seit über 30 Jahren gesundheitswirksam eingesetzte Kanne Brottrunk wird hergestellt, indem zerkleinertes Sauerteigbrot mit Quellwasser in Gärkesseln angesetzt wird, sodass die natürlich vorkommenden Milchsäurebakterien eine mehrere Wochen dauernde Gärung auslösen. Aus den Kohlenhydraten des Brotes wird letztlich Milchsäure.

In 100 ml Kanne Brottrunk sind im Durchschnitt 500 Millionen koloniebildende Milchsäurebakterien (KBE) enthalten – ein echtes und vor allem natürliches Probiotikum.

Wie wirkt er? Diverse Anwendungsbeobachtungen und Studien belegen die Potenziale von Kanne Brottrunk im Hinblick auf verschiedene Indikationen. Besonders hervorzuheben sind hierbei die darm- bzw. immunmodulierenden Eigenschaften. Mehrfach nachgewiesen ist die Fähigkeit zum Abbau pathogener Keime (z. B. Staphylococcus aureus, Candida albicans, Salmonella typhi). Auch fördert der Brottrunk den Abbau giftiger organischer Stoffe wie z. B. Atrazin (ein Herbizid, also ein Unkrautvernichtungsmittel) oder die Ausscheidung radioaktiver Stoffe (z. B. Cäsium 137).

Der Darm bietet mit seiner Oberfläche von ca. 200 qm nicht nur eine große Angriffsfläche für schädliche Keime oder Giftstoffe. Mit seinen schätzungsweise 100 Billionen Mikroben bildet er auch ein enorm wehrhaftes Bollwerk, da eine intakte Darmflora über die Nahrung eingebrachte Keime oder Giftstoffe ausschalten und die Ausbreitung pathogener Keime verhindern kann.

Die Darmflora, das sogenannte Mikrobiom, intakt zu halten, Fehlbesiedlungen zu vermeiden und damit das darmassoziierte Immunsystem (GALT = Gut Associated Lymphatic Tissue) stets optimal funktionsfähig zu halten, ist also ein absolut sinnvoller Ansatzpunkt. Insbesondere, wenn wir uns die Abbildung im Kapitel »Warum sollte ich Fasten?« (Seite 22) noch einmal vor Augen führen: Ein gut aufgestellter Darm kann nicht nur das Fass vergrößern, sondern auch helfen, jede Menge Belastungen zu entschärfen oder sogar zu entfernen.

Kanne Brottrunk zeigt im Übrigen weiterhin die Eigenschaft, bei gleichbleibenden HDL-Cholesterinwerten gesamtcholesterinsenkend zu wirken.

Wieviel brauche ich? pro Tag ca. 150 ml Kanne Brottrunk, ggf. verdünnt mit Zitronensaft, Apfelsaft und/oder Wasser

Für wen wird der Brottrunk empfohlen? Allen, die ihrer Darmflora etwas Gutes tun möchten. Zudem unterstützt er deinen Organismus beim Fasten bei der Ausleitung frei werdender Toxine und ist somit generell für jede*n Fastende*n vorteilhaft. Insbesondere empfiehlt sich Kanne Brottrunk bei bekannter Darmdysbiose, häufigen Antibiotikagaben in der Vergangenheit, Allergien, Neurodermitis, bekannter Giftstoffbelastung, hohem Cholesterinspiegel.

Wie oft sollte man Brottrunk zu sich nehmen? Es werden standardmäßig 150 ml täglich während des Fastens sowie während der Entlastungs- und Aufbautage empfohlen; eine kontinuierliche Einnahme auch in Nichtfastenzeiten ist absolut anzuraten.

Kontraindikationen Keine, außer du reagierst auf fermentierte Produkte. Das kann z. B. bei der Darmfehlbesiedlung SIBO und bei Histaminintoleranz (HIT) der Fall sein.

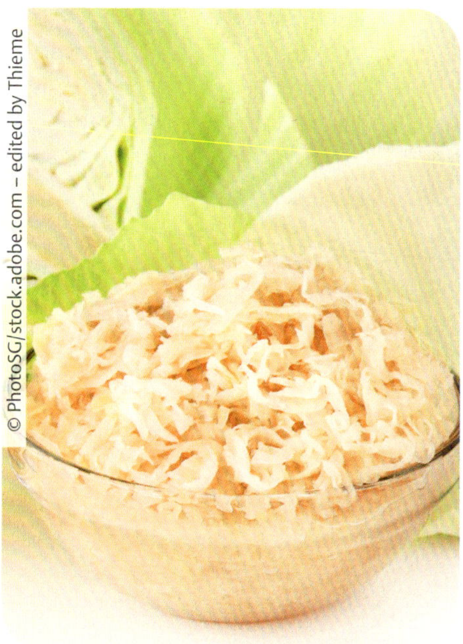

© PhotoSG/stock.adobe.com – edited by Thieme

Sauerkrautsaft

Was ist das? Sauerkrautsaft gehört – wie auch der Kanne Brottrunk – zu den milchsauer fermentierten Lebensmitteln. Sauerkraut entsteht, wenn Mikroorganismen (Milchsäurebakterien) den Zucker frischen Weißkohls verarbeiten sowie die Zellulose verdauen, wodurch die Verdaulichkeit erleichtert wird. Bei diesem Gärungsvorgang vermehren sich die Milchsäurebakterien. Bei ihrer Arbeit produzieren die Milchsäurebakterien u. a. auch reichlich Vitamin B_{12}. Dieser Saft enthält durch Gärungsprozesse u. a. große Mengen an Milchsäurebakterien, was ihn zu einem großartigen probiotischen Lebensmittel macht. Weiterhin sind insbesondere Vitamin A, C, E und K sowie der gesamte B-Vitamin-Komplex enthalten.

Wie wirkt er? Neben einer leicht abführenden Wirkung steht im Fasten insbesondere die probiotische Wirkung des Sauerkrautsaftes im Fokus. Da der – fast stillgelegte – Darm im Rahmen der Fastenkur hervorragend gepflegt werden kann, empfiehlt sich der Einsatz des Sauerkrautsaftes für alle Fastenwilligen.

Wieviel brauche ich? pro Tag ca. 150 ml Sauerkrautsaft

Für wen wird Sauerkrautsaft empfohlen? Sauerkrautsaft hilft dabei, die Darmflora gesundheitsfördernd und immunsystemstärkend zu besiedeln und ist somit generell für alle Fastenden vorteilhaft. Insbesondere empfiehlt er sich bei (chronischer) Verstopfung, bekannter Darmfehlbesiedlung, häufigen Antibiotikagaben in der Vergangenheit, Allergien, Neurodermitis.

Wie oft sollte man Sauerkrautsaft trinken? Es werden standardmäßig 150 ml täglich während des Fastens sowie während der Entlastungs- und Aufbautage empfohlen; eine kontinuierliche Einnahme auch in Nichtfastenzeiten ist absolut anzuraten.

Kontraindikationen Keine, außer du reagierst auf fermentierte Produkte. Das kann z. B. bei der Darmfehlbesiedlung SIBO und bei Histaminintoleranz (HIT) der Fall sein.

Ballaststoffe: Flohsamenschalen, Leinsamen

Leinsamen und Flohsamen enthalten große Mengen Ballaststoffe und finden sich in Pflanzen, Algen und Hefen. Sie sind unverdaulich für uns Menschen. Sie unterscheiden sich im Wesentlichen darin, in welchem Maße Wasser aufgenommen wird und haben leicht unterschiedliche Wirkweisen:

Ballaststoffe sind ein Geschenk für deinen Darm. Sie haben folgende positive Wirkungen:

- Vermehrung erwünschter Bakterien: Ballaststoffe füttern erwünschte Bakterienstämme an und verhindern das Wachstum pathogener Keime. Studien zeigen, dass präbiotische Ballaststoffe einen positiven Effekt auf die Zusammensetzung unserer Darmflora und die Funktion unseres Verdauungstraktes haben.
- Verbesserung von Stuhlvolumen und Passagezeit: Da Ballaststoffe im Darm Wasser binden und quellen können, wirken sie positiv auf Stuhlvolumen und -konsistenz. Die Quellwirkung übt Dehnungsreize auf die Darmwand aus,

Füll- und Quellstoffe

	Wasserunlösliche Ballaststoffe (Füllstoffe)	Wasserlösliche Ballaststoffe (Quellstoffe)
Beispiele	z. B. Cellulose, Hemicellulose, Lignin	z. B. Inulin, Akazienfaser, resistente Stärke, Galactooligosaccharide, Fructooligosaccharide, Pektin, Beta-Glucan, teilweise hydrolisiertes Guar
Wirkung auf die Verdauung	Erhöhung Stuhlmenge Erhöhung Darmmotilität schnellere Darmpassage	Erhöhung Stuhlmenge (weniger stark) Erhöhung Darmmotilität (weniger stark) Verzögerung der Magenentleerung ausgleichend bei Durchfall und Verstopfung

die wiederum zu einer erhöhten Peristaltik führen.

- Produktion kurzkettiger Fettsäuren: Deine Darmbakterien produzieren aus Ballaststoffen kurzkettige Fettsäuren (Butyrat, Propionat, Acetat). Diese dienen deinen Darmzellen als Energiequelle und Reparaturstoff und regulieren den pH-Wert im Darm.
- Verbesserte Mikronährstoffaufnahme: Die Aufnahme von Calcium, Eisen und Magnesium kann durch Ballaststoffe verbessert werden.
- Senkung des Cholesterinspiegels: Präbiotische Ballaststoffe können positiv auf den Cholesterinspiegel einwirken; sie binden Gallensäuren im Darm, sodass der Körper neue Gallensäuren aus Cholesterin bilden muss. Dadurch sinkt auch das Gallensteinrisiko.
- Verbesserter Leberstoffwechsel: Präbiotika beeinflussen Glucose- und Proteinstoffwechsel in der Leber positiv.

Für wen werden Ballaststoffe empfohlen? Aufgrund ihrer positiven Wirkung auf den Darmtrakt werden Floh- bzw. Leinsamen allen Fastenden als Basismaßnahme empfohlen; eine kontinuierliche Einnahme auch in Nichtfastenzeiten ist absolut anzuraten. Insbesondere profitieren Reizdarmpatient*innen sowie Menschen mit (chronischer) Verstopfung, gärungsbedingten Verdauungsbeschwerden, Divertikulose bzw. Divertikulitis.

Welche Ballaststoffe soll ich nehmen? Für das Fasten ist nicht nur die mild abführende Wirkung der Ballaststoffe relevant. Auch die giftstoffbindenden Effekte sind von Interesse. Insbesondere bieten sich hier Flohsamen (Psyllii semen) und Leinsamen (Lini semen) an.

Verwendet werden Flohsamenschalenpulver und Leinsamen in geschroteter Form. Pro Tag sind ca. 2 bis 3 EL zu empfehlen. Wichtig ist, auf eine ausreichende Flüssigkeitszufuhr zu achten, damit der Darm nicht »verkleistert« und verstopft. Bei 2 EL Samen entspricht dies ca. 500 ml Wasser oder Kräutertee.

Bei Einsatz des Fluddings (Seite 155) empfiehlt sich der Einsatz von Flohsamenschalenpulver, um die entsprechende Konsistenz zu erhalten.

Werden Quellstoffe im »normalen Leben« außerhalb der Fastenkur angewendet (was durchaus zu empfehlen ist), dann sollten sie zwischen und nicht zu den Mahlzeiten eingenommen werden. Auch hier ist natürlich auf ausreichende Trinkmenge zu achten.

Leidest du unter Verstopfung und möchtest deinen Darm zusätzlich unterstützen, empfehle ich dir den besonders bei Reizdarmbetroffenen beliebten Ballaststoff »teilweise hydrolisiertes Guar«. Diesen durch Hydrolyse aus Guarkernmehl gewonnenen Ballaststoff setze ich in der Praxis sehr häufig ein.

Kontraindikationen Keine bei sachgemäßer Einnahme und ausreichender Flüssigkeitsversorgung. Bei der Darmfehlbesiedlung SIBO sollten evtl. keine Ballaststoffe zum Einsatz kommen.

Heilerde

Was ist das? Seit der Antike werden die ad- und absorbierenden Eigenschaften der Heilerde genutzt. Naturreiner Löss, der seinen Ursprung in der Eiszeit hat, wird getrocknet und zu einem feinen Pulver vermahlen. Über den Mahlgrad können die Eigenschaften der Heilerde beeinflusst werden, sodass einige Hersteller (z. B. die Firma Luvos) anwendungsspezifisch verschiedene Heilerdepräparate anbieten können.

Wie wirkt sie? Löss hat einige – insbesondere im Rahmen deiner Fastenkur – interessante Gesundheitswirkungen:

- Säurebindung: Durch seine Zusammensetzung besitzt Löss eine hervorragende Säurebindungskapazität. Die Firma Luvos besitzt dabei als einziger Heilerdehersteller sogar eine Zulassung als Arzneimittel bei Sodbrennen, säurebedingten Magenbeschwerden und Durchfall, da ein Messlöffel Heilerde genauso viel Säure binden kann, wie das Bundesinstitut für Arzneimittel und Medizinprodukte für Einzeldosen säurebindender Arzneimittel vorschreibt.
- Gallensäurebindung: Je feiner die Heilerde, desto größer die Oberfläche, die in der Lage ist, Gallensäure, Bakterien und deren Stoffwechselprodukte zu binden und ausscheidbar zu machen. Die Neubildung von Gallensäure wird so zudem angeregt.
- Schadstoff- und Toxinbindung: Heilerdeprodukte können Schwermetalle (Blei, Cadmium, Quecksilber, Cäsium) sowie Weichmacher (Phthalate, die hormonähnlich wirken und u. a. die Organreifung stören können) aus der Nahrung und dem Darm binden und sie über den Darm ausleiten. Dabei werden vom Hersteller Luvos Adsorptionsraten aus dem Magensaftmilieu von über 98 % (Blei, Cäsium, Quecksilber) angegeben.
  Die beim Heilfasten aus dem Fettgewebe frei werdenden Giftstoffe sowie die vermehrt gebildeten Stickstoffverbindungen und Endotoxine (durch Abbau von Proteinen und Darmbakterien) können von bestimmten Heilerdeprodukten im Darm gebunden und ausgeleitet werden.
- Tiefenwirkung auf die Haut: Äußerlich angewendet, wirken Heilerdemasken durch ihre Bindungskräfte und den dadurch entstehenden Flüssigkeitsstrom von innen nach außen entzündungshemmend, entfettend und reinigend. Nicht nur ist eine deutliche Reduktion von Akne zu beobachten, auch wird die Durchblutung angekurbelt, und die Zellen werden besser mit Nährstoffen und Sauerstoff versorgt. Da die Haut auch eine wichtige Rolle als Ausleitungsorgan spielt, sind letztere Eigenschaf-

ten von besonderem Interesse beim Heilfasten.

Weitere, nicht speziell für das Heilfasten relevante gesundheitsfördernde Eigenschaften der Heilerde sind die Fähigkeit, als mineralischer Katalysator im Gastrointestinaltrakt freie Radikale aus der Nahrung zu binden sowie ihre histaminbindenden und cholesterinbindenden Fähigkeiten.

Wieviel brauche ich? Pro Tag ca. 1 TL naturreine Heilerde (verschiedene Anbieter möglich) zum Einnehmen. Bitte nutze Pulver oder Granulat, keine Kapseln. Besonders empfehle ich Luvos Heilerde imutox, das speziell zur Giftstoffbindung geeignet und frei von unnötig belastenden Stoffen ist.

Bei Bedarf ca. 1 EL naturreine Heilerde (hautfein) für die äußerliche Anwendung.

Für wen wird Heilerde empfohlen? Eingenommen unterstützt Heilerde den Organismus bei der Ausleitung der beim Fasten freiwerdenden Toxine und ist somit generell für alle Fastenden vorteilhaft. Insbesondere empfiehlt sich die Einnahme bei bestehender Übersäuerung, bekannter Giftstoffbelastung, hohem Cholesterinspiegel, Rauchern.

Die äußerliche Anwendung ist insbesondere bei starker Übersäuerung sowie bei Hauterkrankungen (insbesondere entzündlicher Art) zu empfehlen.

Wie oft sollte Heilerde verwendet werden? Zur Einnahme wird standardmäßig 1 TL Heilerde bzw. 1 Beutel Heilerde-Granulat täglich während des Fastens sowie der Entlastungs- und Aufbautage empfohlen.

Äußerlich kann bei Bedarf (gerne auch täglich) eine Anwendung erfolgen.

Kontraindikationen keine

Chlorella-Algen

Was ist das? Chlorella pyrenoidosa ist eine einzellige Süßwasser-Mikroalge, die zur Verwendung im Regelfall in getrockneter Form als Tabletten, Kapseln oder Pulver vorliegt.

Chlorella ist reich an mehrfach ungesättigten Fettsäuren, Vitamin A, B_1, B_6, B_{12}, C und E sowie Carotinoiden, Eisen und Chlorophyll. Zudem enthält die Mikroalge einen immensen Proteingehalt und viele Aminosäuren, darunter die essenziellen, in einem ausgewogenen Verhältnis.

Wie wirkt das? Aminosäuren sind die kleinsten Eiweißbausteine. Eiweiße stellen wichtige Baustoffe für unseren Körper dar, sozusagen die »Legosteine« unseres Körpers. Neben Blutkörperchen, Hormonen, Nährstofftransportern, Enzymen und Abwehrzellen sind z. B. auch »Entgiftungstaxis«, Kollagen- und Muskelfasern vornehmlich aus Eiweißen aufgebaut. Essenzielle Aminosäuren sind diejenigen Aminosäuren, die der Körper nicht selbst herstellen kann. Wir müssen sie daher in einem sinnvollen Verhältnis über die Nahrung zuführen

Erwähnenswert ist die hohe biologische Wertigkeit des Proteins, die bei etwa 75 bis 88 % liegt. Die biologische Wertigkeit beschreibt, wie viel des aufgenommenen Eiweißes in körpereigenes Eiweiß umgewandelt werden kann. Je höher der Wert, desto wertvoller die Eiweißquelle, denn desto größer ist der Gehalt an essenziellen Aminosäuren und desto ähnlicher ist deren Verhältnis zum Bedarf des Menschen. Zum Vergleich: Hühner-Vollei hat (das wurde bei der Definition der biologischen Wertigkeit so definiert) eine biologische Wertigkeit von 100, Thunfisch von 92, Rindfleisch von 91, Soja von 84, Linsen von 38. Die Kombination von Lebensmitteln kann die biologische Wertigkeit deutlich erhöhen. Zum Beispiel liegt die biologische Wertigkeit von ca. ⅓ Hühnerei und ⅔ Kartoffeln bei 136. Mit ca. hälftiger Kombination von Bohnen und Mais lässt sich eine biologische Wertigkeit von 99 erzielen.

Wieviel brauche ich? Pro Tag zwischen 3 und 30 g Chlorella in Tabletten- oder Pulverform – je nach Statur, Gesundheitszustand und Ziel. Ich arbeite mit Nepro-Rella von Nestmann, qualitativ hochwertigen Zuchtalgen und empfehle Dosierungen um die 5 bis 10 g täglich, aufgeteilt auf 3 Portionen.

Für wen wird Chlorella empfohlen? Chlorella kann Cholesterinspiegel, Blutzuckerspiegel, Blutdruck und Immunsystem positiv beeinflussen und dabei helfen, Schwermetalle zu binden und über den Darm auszuscheiden. Personen, die Probleme mit den genannten Aspekten haben, wird Chlorella von daher verstärkt empfohlen. Insbesondere bei bekannter Schwermetallbelastung sollte Chlorella zum Einsatz kommen, da im Fasten vermehrt Schadstoffe frei werden, die durch Chlorella gebunden werden können. Neben ihrer versorgenden Funktion, die in der Fastenzeit ausgleichend wirken kann, bestícht Chlorella im Rahmen des Fastens vor allem durch seine immunsystemstärkende und ausleitende Funktion. Zudem wirken die enthaltenen Ballaststoffe positiv auf Darmtätigkeit und Stuhlgang.

Wie oft sollte Chlorella verwendet werden? Es wird eine typabhängige Chlorelladosis täglich während des Fastens sowie während der Entlastungs- und Aufbautage empfohlen, die auf 3 Portionen täglich verteilt wird. Insbesondere bei bekannter Schwermetallbelastung sollte die Einnahme von Chlorella darüber hinaus erfolgen und mit erfahrenen Therapeut*innen abgestimmt sowie mit weiteren Ausleitungstherapeutika ergänzt werden.

Kontraindikationen Sulfit-Allergie. Bei Schilddrüsenproblemen sollten Algen aufgrund des Jodgehalts vorsichtig eingesetzt werden. Bei Histaminintoleranz

(HIT) kann es bei sehr empfindsamen Patient*innen zu Histaminreaktionen kommen.

Hilfe für Leber und Galle

Mariendistel

Was ist das? Dabei handelt es sich um ein Pflanzenheilmittel (Phytotherapeutikum), das wie andere auch eine Wirkung auf das Leber-Galle-System entfalten kann. Die Ansatzpunkte und Hauptwirkbereiche sind dabei unterschiedlich. Je nach individueller Symptomatik können während des Fastens natürlich stets auch andere als die hier vorgestellten Wirkstoffe und Präparate sinnvoll sein.

In dieser allgemeingültigen Fasten-Anleitung sollen jedoch getreu den Hauptansatzpunkten des Fastens die Aspekte »Ausleitung« und »Regeneration« im Vordergrund stehen. Aus diesem Grund beschränkt sich die allgemeine Empfehlung für leber-/gallewirksame Pflanzenheilmittel auf die wohl am besten erforschte Mariendistel.

Wie wirkt sie? Die Mariendistel (Carduus marianus/Silybum marianum) ist leberspezifisch. Sie wird im schulmedizinischen Bereich bei akuter Knollenblätterpilzvergiftung eingesetzt und hat erwiesenermaßen eine Reihe therapeutischer Wirkungen:

- Sie wirkt entzündungshemmend.
- Sie schützt die Zellwand der Leberzellen; dadurch wird die Toxinbelastungsfähigkeit der Leber deutlich erhöht.
- Sie unterstützt den Leberstoffwechsel.
- Sie fördert die Zellregeneration.
- Sie unterstützt die Lipolyse, also die Spaltung von Fetten.
- Erhöhte Leberenzymwerte normalisieren sich unter Mariendistel deutlich schneller als ohne.

Was brauche ich? Es existieren verschiedene Mono- und Kombinationspräparate, die eingesetzt werden können.

Für wen wird Mariendistel empfohlen? Durch die leberstützende Wirkung kann Mariendistel problemlos allen Fastenden empfohlen werden. Insbesondere sollte der Einsatz in Erwägung gezogen werden, wenn Allgemeinsymptome wie Müdigkeit, Erschöpfung, nächtliches Erwachen (speziell zwischen 1 und 3 Uhr) sowie depressive Verstimmungen vorliegen.

Wie oft sollte Mariendistel eingenommen werden? Mariendisteldragees oder -kapseln werden während der Entlastungs-, Vollfasten- und Aufbautage empfohlen. Die Tagesdosis an Kapseln bzw. Dragees während der Entlastungs-, der Aufbau- und der Vollfastentage wird individuell festgelegt; ich arbeite meist mit 1 Dragee täglich.

Kontraindikationen akute Magen- und Darmgeschwüre, akute Colitis ulcerosa,

Gallenblasenproblematiken, schwere Leberfunktionsstörungen.

Leberwickel

Was ist das? Der Leberwickel (auch: Leberpackung) ist seit jeher fester Bestandteil von Fastenkuren. Feuchtwarm angewendet, wirkt er nicht nur entspannend, sondern auch durchblutungssteigernd und unterstützt so die Leber bei ihren wichtigen Entgiftungsaufgaben. Hinzu kommen Ausleitungseffekte über die Reflexzonen der Haut durch lokale schweißtreibende Effekte.

Dafür hält man ein Wickeltuch oder alternativ ein Leinen-/Baumwolltuch (z. B. einen großen Waschlappen) unter heißes Wasser, wringt es aus und legt es dann im Liegen feuchtwarm auf die Leber. Die Leber befindet sich unter dem rechten Rippenbogen, leicht seitlich.

Auf das nasse Tuch wird entweder eine flach mit heißem Wasser gefüllte Wärmflasche oder aber ein heißes Körnerkissen gelegt. Darüber kommt ein Baumwolltuch, und dann wird der gesamte Körper gut zugedeckt.

Beim Leberwickel solltest du mindestens 20 Minuten ruhen; dies kann im Bett, auf dem Sofa oder auch auf der Gartenliege sein – wichtig ist, dass du liegst, dich ausruhst, warm und entspannt bist. Deine Augen sollten dabei geschlossen sein und die Sinne nicht gefordert werden – das heißt: nicht lesen, fernsehen oder Musik hören.

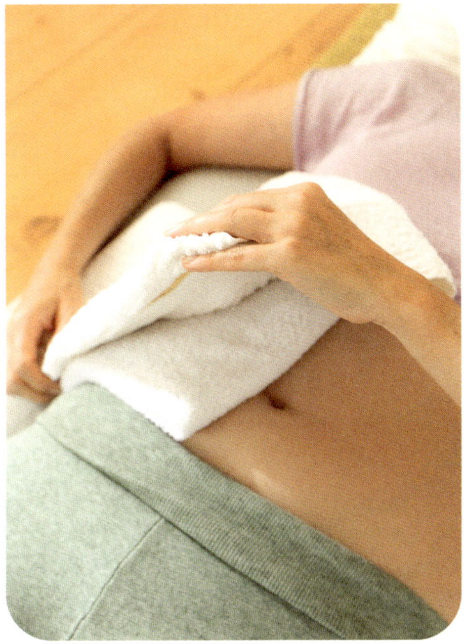

Klingt schwierig? Einfach ausprobieren! Im Fasten ist der Körper naturgemäß entspannungsbereit. Und: Allein durch das Liegen wird die Leber um 40 % mehr durchblutet. Eine einfache Methode also, der Leber etwas Gutes zu tun.

Ein Leberwickel kann durch die Aktivierung von Giftstoffen manchmal ein starkes Müdigkeitsgefühl hervorrufen. Praktischerweise setzt du ihn von daher nachmittags oder abends als Einschlafhilfe ein.

Die Version für Leute mit weniger Zeit ist eine heiße Wärmflasche oder ein heißes Körnerkissen, solo angewendet. Auch schön, aber weniger intensiv natürlich.

Was brauche ich? Wickeltuch oder Baumwoll-/Leinentuch, Wärmflasche oder Körnerkissen, Decke, Ruhestätte

Für wen wird der Leberwickel empfohlen? Durch die leberstützende Wirkung wird der Leberwickel allen Fastenden standardmäßig empfohlen. Schließlich stehen die Hauptentgiftungsorgane im Fasten absolut im Fokus.

Wie oft sollte ein Leberwickel angewendet werden? Der Leberwickel wird in der Fastenzeit täglich empfohlen.

Kontraindikationen akute abdominelle Geschehen, die schulmedizinisch behandelt werden müssen

Die Nierenfunktion unterstützen

Trinkmenge und Getränke

Dein Körper besteht zu etwa 60 bis 75 % aus Wasser. Wasser findest du innerhalb deiner Zellen (intrazellulär) und auch außerhalb deiner Zellen (extrazellulär). Insbesondere Gehirn, Haut, Muskulatur und Leber sind ausgesprochen wasserreich. Wasser bildet den Hauptbestandteil von Blut, Lymphe und Urin und ist Grundlage sämtlicher Stoffwechselvorgänge.

Im Grunde ist das Wasser in deinem Körper ständig in Bewegung und wird zwischen den einzelnen Flüssigkeitsräumen ausgetauscht. Pro Tag scheidest du dabei ca. 2–3 Liter aus – die müssen ersetzt werden. Je nach Größe, Gewicht, Aktivitätsgrad, Tätigkeit, Außentemperatur, Stoffwechselgeschehen und natürlich auch bestehenden Erkrankungen kann die Menge etwas variieren.

Wasser erfüllt in deinem Organismus vielfältige Aufgaben:

- Wasser ist ein Zellbestandteil. Wasser und Mineralstoffe in perfekter Mischung erhalten den osmotischen Druck innerhalb deiner Körperzellen und ermöglichen somit den Zellstoffwechsel.
- Wasser ist ein wichtiges Lösungsmittel. Nährstoffe werden durch Verdauungssäfte aus Lebensmitteln gelöst, damit sie von deinem Körper verwertet werden können.
- Wasser ist ein wichtiges Transportmittel. Gelöste Nährstoffe werden über Blut und Lymphe zu deinen Zellen transportiert. Stoffwechselabfallprodukte und wasserlösliche Giftstoffe werden den jeweiligen Ausscheidungsorganen zugeleitet. Wichtig: Ausscheidungsmöglichkeiten hängen oftmals auch vom korrekten Lösungsverhältnis und damit von einer Mindestwassermenge im Körper ab.

- Wasser ist ein Wärmeregulator. Steigen die Temperaturen, verdunstet dein Körper für Kühleffekte Wasser über die Hautoberfläche.

Hast du zu wenig Wasser im Körper, kann die Wasserbilanz negativ werden – es kann zur sogenannten Dehydratation (zum Wasserdefizit) kommen. Gerade ältere Menschen leiden wegen oft fast verstummten Durstgefühls häufig daran. Symptome können von Schwindel, Schlappheit über Konzentrationsprobleme bis hin zur Ohnmacht reichen. Auch im Sommer merkst du eine Unterversorgung mit Wasser schneller, wenn du zum Beispiel beim Aufstehen kleine Sternchen vor den Augen siehst.

Nicht so offensichtlich sind häufig die Folgen, die zu wenig Wasser für dein Stoffwechselgeschehen hat. Stoffe können nicht ordentlich aufgenommen (resorbiert) und ausgeschieden werden. Stoffwechselabfallprodukte und Giftstoffe lagern sich leichter im Gewebe ein, Zellen werden nicht optimal versorgt.

Probleme, die du im »normalen Leben« ganz leicht beseitigen kannst, indem du auf ausreichende Flüssigkeitsversorgung achtest.

Probleme, die du gerade im Fasten nicht haben willst, weshalb du insbesondere auf eine entsprechende Trinkmenge achten solltest!

Sinnvolle Trinkmenge

Ich orientiere mich in der Praxis zunächst einmal an folgender Faustformel, die ich ggf. typgerecht anpasse: 35 ml Flüssigkeit pro kg Körpergewicht täglich.
Mit dieser Tagestrinkmenge bist du erst einmal auf einem guten Weg, um alle Stoffwechselvorgänge ordentlich in Gang zu halten und den täglichen Wasserverlust zu ersetzen.

Zudem willst du gerade beim Fasten den Organismus gut durchspülen und freiwerdende Gift- bzw. Abfallstoffe ausschwemmen.

Als Getränke eignen sich hierbei (im Fasten sowie auch im Alltag) folgende:

- Qualitativ hochwertiges stilles Wasser: Hier solltest du auf nachweislich unbelastetes Hochgebirgsquellwasser in Glasflaschen bzw. entsprechend gefiltertes Wasser zurückgreifen, um Belastungen über das Trinkwasser zu vermeiden. Du kannst das Wasser in eine Karaffe geben und Gartenkräuter wie Melisse oder Minze hineingeben, um dir ein Kräuterwasser herzustellen.
- Kräutertees: Hier kannst du einerseits frische Gartenkräuter wie Minze, Salbei oder Melisse aufgießen; andererseits kannst du auch spezielle Fastentees nutzen, um die phytotherapeutischen Wirkungen der Kräuter optimal

zu nutzen; ein von mir zusammengestelltes Fastenteerezept (Seite 135) unterstützt die verschiedenen Ausleitungsorgane optimal. Du kannst es dir in der Apotheke mischen lassen.
- Roiboostees
- Ingwerwasser: Ein Stück Ingwer, ca. 10 Minuten sprudelnd aufgekocht, schmeckt nicht nur gut, sondern durchwärmt auch ordentlich.
- Fastenbrühe (Seite 155)

Fruchtsäfte sowie Früchtetees werden aufgrund ihrer häufig magenreizenden Wirkung, ihres verhältnismäßig hohen Fruchtzuckeranteils und ihrer negativen Wirkung auf Blutzuckerspiegel sowie Fastenstoffwechsel nicht empfohlen.

Im Fasten kannst du zudem bis zu 0,5 l täglich an Gemüsesäften konsumieren. Dies sind zwar keine Getränke im engeren Sinne, werden jedoch zumeist aus Glas oder Tasse verzehrt und tauchen daher an dieser Stelle auf. Die Gemüsesäfte kannst du mit Wasser verdünnen. Gerade die fröstеligen Typen tun dies gerne mit heißem Wasser, sodass du eine Art wärmende Gemüsesuppe erhältst.

Bei der Auswahl der Gemüsesäfte sind reine, milchsauer vergorene Säfte ohne weitere Zusätze zu empfehlen. Insbesondere Sauerkrautsaft empfehle ich einmal täglich gerne aufgrund seiner verdauungsfördernden Eigenschaften (mehr dazu erfährst du im Abschnitt »Sauerkrautsaft«, Seite 92).

Eine Fastenbrühe zählt sicherlich zu den Klassikern der Fasten»getränke« und kann natürlich ebenfalls zum Einsatz kommen. Hier empfiehlt es sich, die Brühe selbst zuzubereiten (hinten gibt es dazu ein Rezept [Seite 155]) und nicht auf Fertigprodukte zurückzugreifen. So hast du die volle Kontrolle über die Inhalte.

Für die Getränke gibt es ansonsten keine Regeln – die vorgeschlagenen Getränke können zu beliebigen Uhrzeiten und (abgesehen von den Gemüsesäften) in beliebigen Mengen und Kombinationen getrunken werden.

Entsäuerungspräparate

Was ist das? Mineralstoffpräparate (meist Tabletten oder Pulver) zur Regulation des Säure-Basen-Haushalts

Wie wirken sie? Deine Nieren sind tagtäglich ununterbrochen mit der Filtration und Reinigung deines Blutes beschäftigt. Aus ca. 170 l Ultrafiltrat werden in einem mehrstufigen Filterprozess nach komplexem Wasser- und Elektrolytaustausch im Niereninneren am Ende ca. 2 l Urinmenge täglich.

Über die Zufuhr bestimmter Elektrolyte kann man somit über veränderte Resorptionsprozesse auch die Ausscheidung beeinflussen.

Eine wesentliche Rolle spielt deine Niere bei der Aufrechterhaltung eines konstanten

Blut-pH-Wertes. Sie besitzt verschiedene Puffermechanismen und ist neben Blutpuffersystemen und Lunge eins der wichtigsten Organe zur Aufrechterhaltung des Säure-Basen-Gleichgewichts in deinem Organismus. Je mehr ausleitungspflichtige Stoffe in deinem Körper anfallen (z. B. über die Ernährung, über Stress, über Toxine, über Laktatbildung), desto stärker werden ihre Ausgleichssysteme beansprucht. Wie bereits im Kapitel »Warum sollte ich fasten?« (Seite 25) beschrieben, kann das Problem »Übersäuerung« allerdings nicht auf einen einfachen und allgemeingültigen Nenner gebracht werden. Nicht jedes »Entsäuerungspräparat« eignet sich für jeden Menschen gleichermaßen – zum Teil kann eine bestehende Problematik durch ein ungeeignetes Präparat sogar verstärkt werden.

Es ist sicherlich häufig sinnvoll, entsäuernde bzw. den Zellstoffwechsel verbessernde Maßnahmen während oder auch schon im Vorfeld des Fastens zu ergreifen. So können nicht nur die Potenziale des Fastens besser genutzt, sondern auch Krisen vermieden werden.

Was brauche ich? Dies kann nur individuell festgelegt werden, da Übersäuerung kein pauschales Geschehen ist. Hier sollte im Zweifelsfall im Vorfeld eine genauere Diagnostik erfolgen. Bitte setze nicht pauschal Basentabletten oder -pulver ein.

Für wen werden Entsäuerungspräparate empfohlen? Für Menschen mit Ungleichgewicht im Säure-Basen-Haushalt bzw. im Zellstoffwechsel. In diesem Fall empfehle ich, die Lage über Vollblutanalysen von spezialisierten Therapeut*innen einschätzen zu lassen, da typische Basenpräparate in vielen Fällen nicht zielführend oder sogar kontraproduktiv sind. Hinweisend können auch unspezifische Symptome sein, wie z. B. Müdigkeit, Erschöpfung, Trägheit, schlechtes Hautbild, Verdauungsbeschwerden, schlechter Schlaf.

Wie oft sollten Entsäuerungspräparate angewendet werden? je nach individueller Stoffwechsellage über mehrere Tage oder Wochen

Kontraindikationen präparatbezogen, Nierenschädigungen

Ingwerwickel

Wie wirkt er? Ingwer ist eine wärmende Wurzel. Du kannst ihn in Form eines Nierenwickels darum sehr gut bei kalten Füßen und Wärmebedürfnis im Beckenbereich einsetzen. Nieren und Nebennieren werden angeregt, was auch seelische Ausdauer verleihen kann.

Was brauche ich? Ingwerpulver, Wasser, 2 Wickel- oder Baumwolltücher, ein Frotteetuch, Wärmflasche oder Körnerkissen, Ruhestätte, Lavendelöl. Einen Helfer.

Wie macht man ihn? Dafür verrührt man 2 TL Ingwerpulver in 250 ml heißem Wasser, tränkt ein Wickeltuch gleichmäßig damit, wringt es aus und legt es im

Rückenbereich über die Nieren. Darüber kommt ein Frotteetuch, eine Wärmflasche und ein weiteres trockenes Wickeltuch.

Nach ca. 20 bis 30 Minuten wird der Wickel abgenommen und etwas Lavendelöl auf die Haut aufgetragen. Im Anschluss solltest du noch mindestens 20 Minuten ruhen.

Wie oft sollte ein Ingwerwickel angewendet werden? Der Ingwerwickel kann nach Bedarf auch jeden Tag durchgeführt werden.

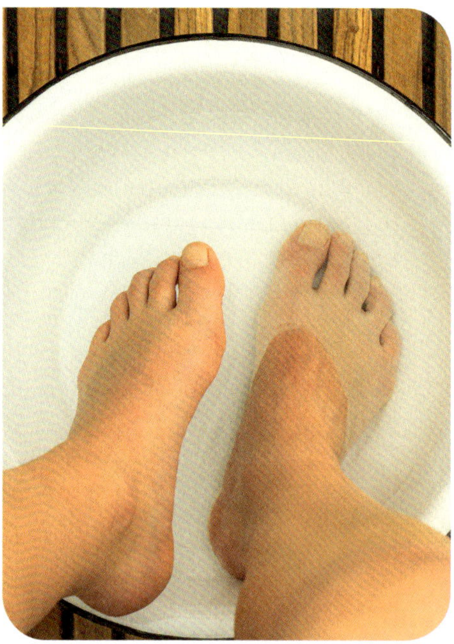

Für wen wird der Ingwerwickel empfohlen? insbesondere für Menschen mit kalten Füßen und großem Wärmebedürfnis

Kontraindikationen keine

Ansteigende Fuß- oder Unterschenkelbäder

Was ist das? Fuß- oder Unterschenkelbäder, bei denen die Temperatur sukzessive gesteigert wird.

Wie wirken sie? Da der Nierenmeridian direkt unter den Fußsohlen beginnt, führen kalte Füße häufig zu Infekten und Blasenerkrankungen. Insbesondere die Traditionelle Chinesische Medizin (TCM) beschreibt Zusammenhänge zwischen kalten Füßen und Nierenschwäche.

Ansteigende Fuß- oder Unterschenkelbäder können helfen, die Nieren und damit auch die Lebenskraft zu revitalisieren und können dir gleichzeitig herrlich warme Füße bescheren.

Wie macht man sie? Stell zur Durchführung eine Fußwanne und ein Badethermometer bereit. Bereite dann ca. 1 l heißes Wasser zu und stelle es in Reichweite deiner Fußwanne bzw. deines Sitzplatzes. Fülle dann Wasser, das 33 °C warm ist, in eine Fußwanne und stelle deine Füße bequem ins Wasser. Gieße nun ungefähr im Minutenabstand heißes Wasser zu, sodass du die Temperatur Schritt für Schritt auf 40 °C steigerst. Achte darauf, deine Füße nicht zu verbrühen und lass das heiße Wasser langsam neben deine Füße laufen.

Das Fußbad sollte insgesamt ca. 10 bis 15 Minuten dauern.

Trockne deine Füße nach dem Fußbad ab, zieh dicke Socken an und leg dich für mindestens 20 Minuten warm eingepackt ins Bett. Noch besser: Mach das Fußbad vorm Schlafengehen und bleib gleich im Bett.

Wie oft sollten Fußbäder durchgeführt werden? Bei kalten Füßen oder beginnendem Infekt können ansteigende Fußbäder täglich durchgeführt werden. Am besten direkt vor dem Schlafengehen.

Für wen werden ansteigende Fußbäder empfohlen? insbesondere für Menschen mit kalten Füßen und großem Wärmebedürfnis

Wie oft sollten Fußbäder durchgeführt werden? Bei kalten Füßen oder beginnendem Infekt können ansteigende Fußbäder täglich durchgeführt werden. Am besten direkt vor dem Schlafengehen.

Kontraindikationen keine

Fußeinreibungen

Wie wirken sie? WALA Kupfersalbe rot ist in meiner Praxis ein bewährtes Mittel bei Dysbalancen im Nierenmeridian und zur Wärmeanregung. Die durchblutungsfördernde entkrampfende Salbe harmonisiert Integrationsstörungen des Wärmeregulationsmechanismus. Als zentrale Energiebahn für die Vitalität steht der Nierenmeridian in Verbindung mit Körpertemperatur und Lebenskraft. Ist er ausgeglichen, kann deine Energie störungsfrei fließen. Da er im Zusammenspiel mit dem Blasenmeridian auch Flüssigkeitshaushalt und Reinigung deines Körpers steuert, tut eine Harmonisierung auch aus diesem Grund gut.

Was brauche ich? WALA Kupfersalbe rot.

Für wen werden Fußeinreibungen empfohlen? Wenn du unter kalten Händen und Füßen sowie Kälte im Nierenbereich leidest oder dein Nierenmeridian und deine Vitalität geschwächt sind, kann Kupfersalbe rot ausgleichend und belebend wirken.

Wie oft sollten Fußeinreibungen durchgeführt werden? Ich empfehle die Einreibung einmal täglich abends vor dem Schlafengehen.

Kontraindikationen keine

Hautpflege beim Heilfasten

Basische Hautpflege (Bäder, Waschungen, Packungen)

Durch basische Haut- und Haarpflege lässt sich die Säureausscheidung über die Haut ankurbeln, die ja nicht umsonst unsere »dritte Niere« genannt wird. So manche*r Fastenkursteilnehmer*in war bereits erstaunt über die direkt sichtbaren positiven Auswirkungen auf sein Urin-pH-Profil (mehr dazu im Abschnitt »Säure-Basen-Haushalt unter die Lupe nehmen«, Seite 46), das er/sie im Vorfeld des eigentlichen Fastens ausfüllte, um eine Aussage über den Säure-Basen-Haushalt zu erhalten.

Was brauche ich? Als basische Mineralstoffe können basische Badesalze oder Basenpulver (von verschiedenen Herstellern im Handel erhältlich) verwendet werden; alternativ lässt man sich in der Apotheke ein Basenpulver anmischen.

Nach Dr. Sander (1882–1966) wird folgende Mischung empfohlen:

- Natriumphosphat (Na_3PO_4) 10,0
- Kaliumbicarbonat ($KHCO_3$) 10,0
- Calciumcarbonat ($CaCO_3$) 100,0
- Natriumbicarbonat (NaHCO3) 200,0

Als Varianten basischer Körperpflege bieten sich während der Fastenzeit insbesondere an:

- Basenbäder: Ca. 3 EL Basenpulver/Badezusatz pro Vollbad nehmen, sodass der pH-Wert des Badewassers bei 8 bis 8,5 liegt (pH-Messstreifen verwenden). Die Badetemperatur sollte zwischen 30 °C und 37 °C liegen, die Badedauer um die 60 Minuten, bei guter Verträglichkeit bis zu 2 Stunden. Während des Bades solltest du die Haut alle 10 bis 15 Minuten mit einer Badebürste oder einem Waschlappen abreiben.
- Basische Dusche: Nach dem Duschen wird basisches Badesalz mittels eines Waschlappens auf die Haut gegeben und diese komplett abgerieben. Nach kurzem Antrocknen abbrausen.
- Basische Fußbäder: Ca. 1 TL Basenpulver/Badezusatz pro Fußbad nehmen, sodass der pH-Wert des Badewassers bei 8 bis 8,5 liegt (pH-Messstreifen verwenden). Die Badetemperatur sollte bei 36 °C bis 38 °C liegen, die Badedauer um die 60 Minuten betragen.
- Basische Gesichtsmaske: 1 bis 2 TL Basenpulver werden mit etwas Wasser zu einer breiigen Masse gerührt. Auf Gesicht und Dekolleté auftragen und trocknen lassen. Mit Wasser abwaschen.
- Basische Haarpackung: 3 bis 5 TL Basenpulver zu einer breiigen Masse verrühren. Vorsichtig ins frisch gewaschene Haar und die Kopfhaut einmassieren. 4 bis 5 Minuten trocknen lassen, dann mit wenig Shampoo auswaschen. Vorsichtig bei getöntem oder gefärbtem Haar.

Für wen wird basische Hautpflege empfohlen? Jeder kann von den reinigenden, selbstfettenden und entsäuernden Eigenschaften basischer Hautpflege profitieren; insbesondere empfehlenswert ist sie für säurebelastete Menschen.

Wie oft sollte basische Hautpflege angewandt werden? Während der Zeit des Fastens kann eine Anwendung alle zwei Tage erfolgen.

Kontraindikationen Krankheiten (keine Bäder), Nierenerkrankung (keine Basenbäder)

Heilerde-Masken

Seit der Antike werden die ad- und absorbierenden Eigenschaften der Heilerde genutzt. Naturreiner Löss, der seinen Ursprung in der Eiszeit hat, wird getrocknet und zu einem feinen Pulver vermahlen.

Die speziell für Fastende interessanten Gesundheitswirkungen der Heilerde habe ich dir bereits im Kapitel »Den Darm unterstützen« (Seite 95) beschrieben. In Bezug auf die Haut ist die Tiefenwirkung des Lösses interessant: Äußerlich angewendet, wirken Heilerde-Masken durch ihre Bindungskräfte und den dadurch entstehenden Flüssigkeitsstrom von innen nach außen entzündungshemmend, entfettend und reinigend. Nicht nur ist eine deutliche Reduktion von Akne zu beobachten, auch wird die Durchblutung angekurbelt, und die Zellen werden besser mit Nährstoffen und Sauerstoff versorgt. Da die Haut auch eine wichtige Rolle als Ausleitungsorgan spielt, sind letztere Eigenschaften von besonderem Interesse beim Heilfasten.

Was brauche ich? Bei Bedarf ca. 1 EL naturreine Heilerde (hautfein) für die äußerliche Anwendung, ich verwende die Heilerde von Luvos.

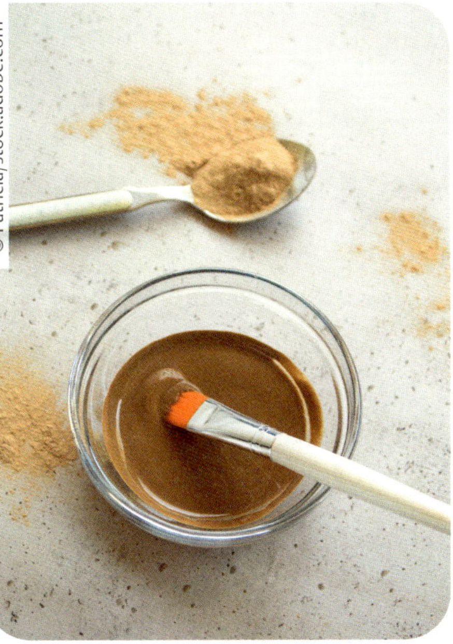
© Patricia/stock.adobe.com

Für wen wird Heilerde empfohlen? Die äußerliche Anwendung von Heilerde ist insbesondere bei starker Übersäuerung sowie bei Hauterkrankungen (insbesondere entzündlicher Art) zu empfehlen.

Wie oft sollte Heilerde verwendet werden? Äußerlich kann bei Bedarf (gerne auch täglich) eine Anwendung erfolgen.

Kontraindikationen keine

Bürstenmassage

Wie funktioniert das? Morgens nach dem Aufstehen wird für ca. 2 bis 3 Minuten mit einer relativ harten Körperbürste mit Naturborsten der gesamte Körper (Ausnahme: Kopf) strichförmig durchgearbeitet. Dabei gehst du von außen zum Zentrum hin vor.

Du beginnst an den Füßen und gehst über die Beine von unten nach oben über das Gesäß. Dann kommen die Hände und Arme, der Hals und die Brust dran. Der Bauch wird im Uhrzeigersinn gebürstet. Der Rücken kommt zum Schluss (evtl. vom Partner helfen lassen oder Stiel bzw. Band verwenden).

Die Bürste wird stets mit leichtem Druck geführt (nicht schrubben, kreisen o. ä.), wobei Striche zum Herzen hin mit leicht verstärktem Druck und Striche vom Herzen weg ohne Druck ausgeführt werden.

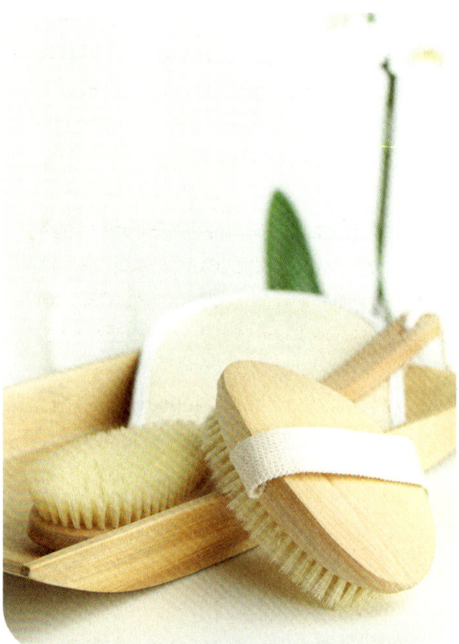

Wie wirkt das? Beim Trockenbürsten wird primär die Durchblutung der Haut angeregt. Eine reaktive Rötung der Haut ist daher zu erwarten und erwünscht. Der Stofftransport über Blut- und Lymphsystem kann über die Durchblutungsanregung verbessert werden. Durch den mechanischen Reiz steigt zudem die Schweißsekrektion und damit die Ausleitung über die Haut. Zudem entfernst du bei der Gelegenheit gleich abgestorbene Hautzellen.

Was brauche ich? Eine relativ harte Körperbürste, ggf. mit Stiel oder Band.

Für wen werden Bürstenmassagen empfohlen? Jede*r kann von den durchblutungsfördernden Effekten der Bürstenmassage profitieren, insofern wird sie allen Fastenden empfohlen. Insbesondere bei mangelhafter Schweißbildung, Kältegefühl, Morbus Raynaud, Kreislaufproblemen und niedrigem Blutdruck bietet die Maßnahme Potenzial.

Wie oft sollten Bürstenmassagen angewandt werden? Während der Zeit des Fastens sollte die Anwendung täglich nach dem Aufstehen erfolgen. Eine zweite Anwendung am Abend ist möglich.

Kontraindikationen Hauterkrankungen, die sich durch den Bürstendruck verschlechtern würden.

Auf die Atmung achten

Mit der Atmung entgiften

Atem ist Leben. Wir atmen täglich bis zu 20 000-mal – an 365 Tagen im Jahr. Wie viele Atemzüge davon hast du bewusst genommen?

Atmung dient dem Gasaustausch in deinen Lungen: Sauerstoff wird ins Blut aufgenommen und zu den Zellen transportiert, diese geben Kohlenstoffdioxid ans Blut ab, das über die Lungen wieder abgeatmet wird. Sie gehören u. a. zu den Puffersystemen, die für die Stabilität des Blut-pH-Wertes sorgen. Somit sind sie ebenfalls an der Regulation deines Säure-Basen-Haushalts beteiligt. Die Lunge ist einerseits Stoffwechselorgan, andererseits vegetatives Ausgleichsorgan.

Nicht nur aus der TCM ist bekannt, dass eine gleichmäßige, ruhige, tiefe Atmung den Stoffwechsel und die allgemeine Befindlichkeit verbessert.

Die meisten Menschen atmen aufgrund ihrer vorwiegend sitzenden Tätigkeit, verbunden mit zu geringer körperlicher Aktivität, viel zu flach. Dadurch bleiben die Möglichkeiten der Lunge als Ausgleichsorgan zu einem großen Teil ungenutzt.

Wie atme ich »richtig«? Basis einer gesundheitsfördernden Atmung ist die Zwerchfellatmung tief in den Bauch hinein. Zwerchfellatmung ist eine »Vollatmung«, bei der dein kompletter Brust- und Bauchbereich beteiligt sind und das gesamte Lungenvolumen genutzt wird. Durch sie werden Bauchorgane massiert und besser durchblutet sowie das Herz entlastet. Gleichzeitig wird die Sauerstoffsättigung maximiert und der Parasympathikus aktiviert und damit Stress reduziert. Tiefenatmung ist eine Atemtechnik, die als gesündeste Atmung bezeichnet wird, da sie alle Atemräume ausnutzt und deinen Körper maximal mit Sauerstoff versorgt.

Für wen ist Tiefenatmung geeignet? Für jeden. Immer. Interessant aus Fastengesichtspunkten ist übrigens vor allem die Ausatmung: Sie entspannt, lockert, entsäuert und leitet Giftstoffe aus.

Die Verbesserung der Atemtätigkeit ist somit nicht nur generell sinnvoll, sondern du kannst sie insbesondere im Rahmen einer Fastenkur zu deinen Gunsten nutzen.

Im Rahmen des Fastens hat vernünftige Atmung vor allem zwei Effekte:

- Als Stoffwechselorgan hilft die Lunge bei der Abatmung überschüssiger Säurelast und dient somit als Ausleitungsorgan. Optimierte Atmung verbessert diese Prozesse.
- Als vegetatives Ausgleichsorgan hilft die Lunge beim Finden der Balance zwischen Spannung und Entspannung. Optimierte Atmung unterstützt die »Entstressung« deines Organismus. Atmung kann in diesem Zusammenhang gleichermaßen meditativ eingesetzt werden. Konzentration auf und Einsatz der

Atmung sind schon seit langer Zeit beliebte Methoden, um den Geist zu klären und Stress zu reduzieren. Im Kapitel »Geist, Seele & das Fasten-Erfolgs-Mindset« (Seite 112) stelle ich ein paar Atemübungen vor sowie kurze Meditationen, die auch den Atem mit einbeziehen.

Wie oft sollte ich mich besonders auf meine Atmung konzentrieren? so oft wie möglich

Kontraindikationen keine

Bewegung & Atmung

Bewegung und Aktivität – ich meine hier nicht (Hochleistungs)Sport – hilft nicht nur, Muskelabbau zu reduzieren.

Bewegung bedeutet auch vermehrten Sauerstoffbedarf und erhöhte Stoffwechselaktivität. Dein Körper muss den vermehrten Bedarf durch tiefe Atmung decken. Deine Lungen werden somit quasi gezwungen, durch Vollatmung mehr Sauerstoff durchs System zu pumpen.

Außerdem werden durch vertiefte Atmung sowie auch durch Bewegung Stresshormone abgebaut – eine unschlagbare Kombi also. Insbesondere, wenn du sie an frischer Luft durchführst.

Bewegung und Atmung gehören untrennbar zusammen. Auch an dieser Stelle kann ich dich also nur ermuntern, mindestens ein paar stramme Spaziergänge in deine Fastenwoche einzubauen, um deine Lungen bei der Abatmung von Säuren zu unterstützen.

Für wen ist Bewegung geeignet? Für jeden. Immer.

Wie oft sollte ich mich bewegen? Tägliche moderate Bewegung ist angemessen.

Kontraindikationen keine

Hilfe für das Blut- und Lymphsystem

Ölziehen

Wie funktioniert das? Dabei zieht, saugt und presst man ein hochwertiges Öl durch den Mundraum, um Toxine und Keime zu binden.

Ziel ist eine Entgiftung, Reinigung und Pflege der Mundhöhle und insbesondere des Zahnfleisches. Bakterien, Keime und Giftstoffe, die sich über Nacht im Mundraum bzw. Speichel angesammelt haben, sollen über das Öl gebunden und zur Ausscheidung gebracht werden.

Das Ayurveda kennt die heilsame Wirkung von Ölanwendungen schon seit Langem – auch das Ölziehen wird bereits in der uralten ayurvedischen Literatur empfohlen. Es wird mit der heilenden Wirkung auf verschiedene (zum Teil systemische) Erkrankungen in Verbindung gebracht. Krankheiten der Mundhöhle, Mundgeruch, Mundtrockenheit und Zahnfleischbluten stehen dabei aus heutiger Sicht im Vordergrund, da es mittlerweile Studien gibt, die einen positiven, mikrobenhemmenden Effekt bei Mundgeruch, Zahnbelag und Zahnfleischentzündung belegen.

So geht's Das Ölziehen wird morgens vor dem Zähneputzen und vor dem ersten Trinken oder Essen durchgeführt. Zunächst solltest du eventuelle lose Zahnprothesen entfernen, bevor du 1 Esslöffel hochwertiges Sesam- oder Kokosöl in den Mund nimmst. Diese Ölsorten wurden am häufigsten in den durchgeführten Studien genutzt, sie haben entzündungshemmende und antibakterielle Eigenschaften.

Nun bewegst du das Öl ca. 15 Minuten im Mund. Dabei bitte nicht gurgeln und keinesfalls schlucken – das Öl wird durch Mundraum und Zahnzwischenräume gesaugt, gepresst und gezogen. Zwischendurch kannst du kleine Bewegungspausen einlegen. Mit zunehmender Zeitdauer färbt sich das Öl weißlich und wird im Mund immer dünnflüssiger. Nach Ablauf der Zeit spuckst du das Öl in ein Papiertuch und entsorgst es im Mülleimer. Den Mund solltest du mehrfach mit warmem Wasser ausspülen, danach gründlich die Zähne putzen.

Durch die Bewegungen beim Ziehen und Pressen entstehen feine Massagewirkungen, die u. a. die Durchblutung des Zahnfleisches steigern. Zudem wird das Öl re-

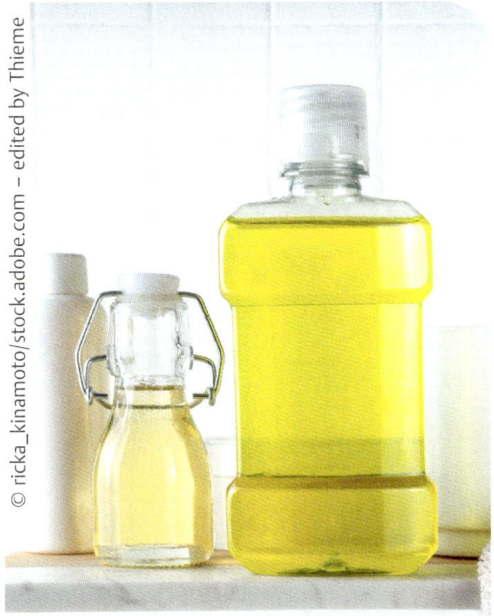

© ricka_kinamoto/stock.adobe.com – edited by Thieme

gelrecht in die Zahntaschen gepresst. In Verbindung mit Emulgierungs- und Verseifungseffekten des Öls im Mund erklärt sich der reinigende und desinfizierende Effekt des Ölziehens.

Für wen wird Ölziehen empfohlen? Ölziehen kann die Mundgesundheit eines jeden Menschen verbessern. Empfohlen wird es für Menschen mit Zahnfleischproblemen, Mundgeruch und verstärktem Zahnbelag.

Wie oft sollte das Ölziehen angewendet werden? einmal täglich, morgens als Erstes vor dem Trinken, Essen und Zähneputzen

Kontraindikationen Amalgamfüllungen

Geist, Seele & das Fasten-Erfolgs-Mindset

Stress ist vielgestaltig und kann dich nicht nur in den Burnout treiben, sondern wirkt wie ein Toxin im Körper und sollte beim Fasten daher vermieden werden.

Als hartnäckige Stoffwechselbremse kann er z. B. auch verhindern, dass du abnimmst, obwohl du dich »eigentlich« total gesund ernährst. Oder er kann Heilung verhindern, weil er dich ständig in einen abbauenden, katabolen Stoffwechsel katapultiert.

Für weitere Informationen zu den Wirkungen von Stress auf deinen Stoffwechsel empfehle ich dir meinen Podcast »Erfolg durch Ernährung«, Folge 4 (siehe dazu meine Empfehlungen, Seite 159).

Was meine ich mit Stress? Für mich ist Stress deutlich umfassender als der typische »Manager-Stress«, den man mit Terminhopping und hektischem Multitasking bis in die späte Nacht verbindet. Ganz platt gesagt, ist für mich all das Stress, was Körper, Geist und/oder Seele übermäßig fordert. Was, bildlich gesprochen, »Arbeitsspeicher«, Energie und Ressourcen kostet. Das können übrigens auch schöne Sachen sein, wie z. B. intensiver Sport. Stress ist somit vielgestaltig.

Um nur einige Klassiker zu nennen:

- Terminhopping bei der Arbeit
- zu viele To-dos
- zu wenig Schlaf
- Ärger mit dem Chef
- Familienstreitigkeiten
- finanzielle Sorgen
- Beziehungsprobleme
- zu viele Genussgifte
- unregelmäßige Mahlzeiten
- Nährstoffmangel
- chronische oder akute Erkrankungen
- Bewegungsmangel
- Übertraining

Ist dein Organismus übermäßigem Stress ausgesetzt, werden Mikronährstoffe, Energie und andere Ressourcen benötigt, um die negativen Folgen des Stresses zu beseitigen. Im Grunde kann Stress auch als eine Art Toxin (Giftstoff) klassifiziert werden und es sind auch beim Stressabbau Entgiftungsvorgänge nötig.

Die Ressourcen, die für die Beseitigung der Stressfaktoren bzw. -folgen benötigt werden, stehen im Umkehrschluss nicht für wichtige Dinge zur Verfügung, u.a. Fettabbau, Reparatur- und Regenerationsprozesse. Das macht deinem Körper zu schaffen, macht deinen Stoffwechsel träge und verursacht vielleicht sogar Symptome, wenn das sprichwörtliche Fass überläuft.

Eines unserer Haupt-Stresshormone ist das Cortisol. Cortisol macht dich »kampfbereit« durch gesteigerten Herzschlag, erhöhte Atemfrequenz, gesteigerte Konzentration und die Hemmung von Entzündungsreaktionen. Cortisol erhöht den Blutzuckerspiegel, indem es die Leber dazu anregt, Zucker zu produzieren; dadurch wird Energie bereitgestellt. Erstmal eine tolle Reaktion deines Körpers – schließlich ist dein Körper dein bester Teampartner, meint es immer gut mit dir und will dein Überleben sichern! Cortisol ist lebensnotwendig – kurzfristig ist es ein wichtiger Schutzschild gegen Entzündungen und Belastungen.

Ist dein Cortisolspiegel jedoch dauerhaft erhöht, kann das negative Effekte haben:

- Der Sympathikus (dein Stressnerv) hemmt das Verdauungssystem. Dauerstress kann zu Verdauungsproblemen und damit auch Aufnahmestörungen für Nährstoffe führen.
- Das eigentlich natürliche Absinken des Cortisolspiegels fehlt, dadurch leiden Regeneration und Entspannung. Typisch ist, dass du dich morgens wie vom Laster überfahren fühlst.
- Mangelnde Regeneration führt auch zu mangelhafter Umsetzung von Trainingsreizen und langfristig unter Umständen sogar zum Abbau von Muskelmasse.
- Die Serotoninproduktion kann leiden. Wenn dein Glücks- und Sonnenschein-Hormon fehlt, kann das arg auf die Stimmung schlagen.
- Deine Konzentration und Merkfähigkeit können durch Schädigung der Nervenzellen im Gehirn beeinträchtigt werden.
- Dein Immunsystem wird gedämpft.
- Deine Libido sinkt.
- Dein Schmerzempfinden steigt.

Die meisten Menschen unterschätzen ihren Stress-Level übrigens massiv. Schließlich hat ja jede*r mal Stress … Falls du dir unsicher bist, ob dein Stress-Level noch gesund ist: Auf meiner Webseite findest du einen kostenlosen Stress-Test zur Abschätzung deines Stress-Levels. Fakt ist: Zuviel Stress ist ungesund, Strategien zur Entstressung sind also sinnvoll.

Eine Komponente in deiner Stressregulations-Strategie kann das regelmäßige Fasten sein.

Fasten & Stressabbau

Ganz nüchtern und unromantisch betrachtet, ist Fasten ein ganz großartiges Mittel, um Stressfaktoren zu beseitigen und Stress abzubauen:

Fasten führt zu mehr Achtsamkeit. Beim Fasten nimmst du dich aus dem normalen Alltag heraus. Du reduzierst typischerweise dein Lebenstempo und wirst bewusster und achtsamer. Es fällt während des Fastens leichter, Körpersignale wahrzunehmen und auf den Körper zu hören. Während einer Fastenkur sind die meisten Menschen deutlich motivierter, Körper, Geist und Seele etwas Gutes zu tun und aktiv etwas für eine gesündere Ernährung, verbesserte Entspannung oder mehr Bewegung zu tun – alles Faktoren, die nachweislich den Abbau von Stresshormonen fördern können. Dein Ruhenerv (Parasympathikus) wird dadurch stärker betont.

Fasten führt zu verstärkter Ausschüttung von Serotonin. Dieser Neurotransmitter wird auch als »Glückshormon« bezeichnet, es harmonisiert die Erregungsleitung unserer Nervenzellen. Viele Menschen leiden unter Stress durch Reizüberflutung, bei der Nervenreize unspezifisch aktiviert werden, wodurch es zu Übererregung und Unruhezuständen kommt. Serotonin kann diese unspezifischen Erregungszustände, Ängste und Stress reduzieren. Verstärkt wird dieser Effekt übrigens nach ein paar Fastentagen, da die Wiederaufnahme freigesetzten Serotonins mit zunehmender Fastendauer verringert wird, was zu einer höheren Konzentration und längeren Verweildauer von Serotonin im Zwischenzellgewebe führt.

Fasten aktiviert den präfrontalen Cortex. Diese Hirnregion ist für zukunftsorientiertes Verhalten und langfristige Belohnung zuständig. Diese Selbstkontrolle macht uns glücklich!

Das erklärt, warum Fasten sich nicht nur rein körperlich, sondern auf vielen Ebenen sehr positiv auf deinen Organismus auswirkt und zu Gesundheit und Wohlbefinden beiträgt.

Übungen zur Atmung und vegetativen Regulation

Ich finde es absolut sinnvoll, das Fasten durch Übungen zu bereichern, die dich entspannen, dein vegetatives Nervensystem regulieren helfen, gleichzeitig die Durchblutung erhöhen und dich sogar beim Abatmen von Säureprodukten unterstützen können.

Ich stelle dir im Folgenden ein paar Atemübungen, Vagusnerv-Übungen und kurze Meditationen vor.

Atemübungen

Zwerchfellatmung Die Zwerchfellatmung (Tiefenatmung) hilft deiner Lunge, Kohlensäure abzuatmen. Außerdem hilft sie dabei, deinen Organismus (vor allem die Bauchorgane) besser zu durchbluten und zu entspannen. Du kannst deine Zwerchfellatmung ganz einfach mit dieser Übung trainieren:

- Setz dich aufrecht hin und atme tief ein und aus.
- Lass die Schultern sinken, lass deinen Bauch dabei ganz entspannt hängen, zieh ihn auf keinen Fall ein, sondern versuch, ihn locker zu lassen.
- Atme ein paar Mal im eigenen Tempo und spüre, wie du dich entspannst.
- Achte dann auf deinen Atemablauf: Bei einer Vollatmung füllt sich beim Einatmen zunächst dein Brustkorb, dann dehnt sich die seitliche Rippengegend und letztlich wölbt sich auch dein Bauch.
- Bei der Ausatmung werden sie in umgekehrter Reihenfolge wieder flach.
- Leg am besten eine Hand auf den Unterbauch, die andere auf die Brust, um die Bewegung zu spüren.
- Spüre, wie Brust und Bauch sich beim Einatmen vorwölben und beim Ausatmen wieder flach werden.
- Mach mindestens fünf ruhige Atemzüge.

Ich empfehle dir diese Übung insbesondere vor und nach dem Essen (auch außerhalb des Fastens). Je öfter du bewusst auf deine Atmung achtest, desto mehr

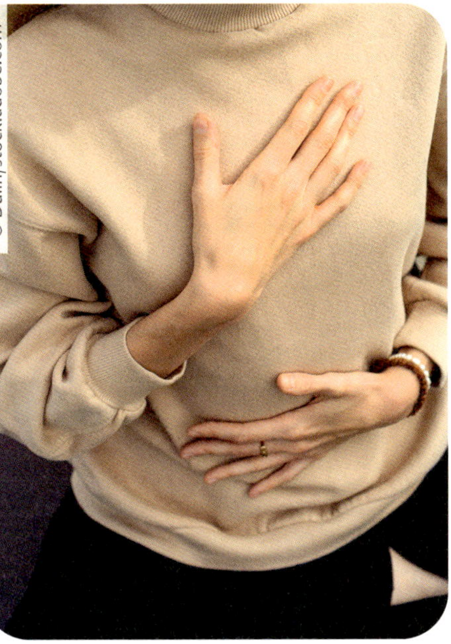
© Dulin/stock.adobe.com

wird dir die Tiefenatmung in Fleisch und Blut übergehen. Das ist gut so, denn sie ist im Grunde unsere ureigene Art zu atmen.

Bienensummen Du kannst die Zwerchfellatmung ergänzen, um den entspannenden Effekt noch zu verstärken. Man nennt diese Übung im Yoga auch Bhramari Pranayama, im Deutschen sprechen wir vom »Bienensummen«. In Abwandlung der oben beschriebenen Übung gehst du beim Bienensummen wie folgt vor:

- Setz dich aufrecht hin und atme tief ein und aus.
- Lass die Schultern sinken und lass deinen Bauch dabei ganz entspannt hängen, zieh ihn auf keinen Fall ein, sondern versuch, ihn locker zu lassen.

- Atme ein paar Mal in deinem Tempo und spüre, wie du entspannst.
- Achte auf deinen Atemablauf: Bei einer Vollatmung füllt sich zunächst dein Brustkorb, dann dehnt sich die seitliche Rippengegend und letztlich wölbt sich auch dein Bauch.
- Bei der Ausatmung werden sie in umgekehrter Reihenfolge wieder flach.
- Leg deine Hände an die Ohren und lass deine Daumen die Ohren verschließen – die restlichen Finger können sich sanft um den Kopf legen.
- Atme ruhig und tief ein und aus.
- Lass deine Lippen beim Ausatmen vibrieren, indem du sie locker aufeinander liegen lässt und die Luft hinauspresst – summ also wie eine Biene.
- Mach mindestens fünf ruhige Atemzüge.

4-7-11-Übung Wenn du eine Atemübung mit einer meditativen Komponente verbinden möchtest, empfehle ich dir die »4-7-11-Übung« – sie funktioniert auch hervorragend beim Spazierengehen:

- Entspanne Schultern, Brustkorb und Bauch und lass vor allem den Bauch entspannt raushängen – egal, ob du aufrecht sitzt, stehst oder gehst.
- Nimm ein paar tiefe Atemzüge und lass den Atem ruhig und entspannt kommen und gehen.
- Konzentriere dich dann auf den Atemablauf: Atme 4 Sekunden tief durch die Nase ein, bis deine Lungen ganz gefüllt sind und du die Vorwölbung von Brustkorb, seitlichen Rippen und Bauch deutlich spürst.
- Atme dann für 7 Sekunden aus, bis Brustkorb und Bauch wieder flach werden.
- Wiederhole diese Atmung insgesamt 11-mal.

Meditationen und Gedankenreisen

Eine richtiggehende Atemmeditation kannst du auch ganz einfach durchführen. Ich finde dies am einfachsten, wenn ich ungestört gemütlich irgendwo sitze und zugleich in eine Kerze starre. Du kannst die Übung »Atemzählen« aber natürlich auch im Liegen oder beim Spazierengehen durchführen:

- Entspanne Schultern, Brustkorb und Bauch und lass vor allem den Bauch entspannt hängen.
- Nimm ein paar tiefe Atemzüge und lass den Atem ruhig und entspannt kommen und gehen.
- Konzentriere dich nun auf deine Atemzüge und zähle sie.
- Zähle jede Ein- und Ausatmung und lass alle währenddessen anflutenden Gedanken vorbeiziehen.
- Wenn du merkst, dass du abgeschweift und anderen Gedanken nachgegangen bist, fang wieder bei 1 an zu zählen.
- Schau, ob du es schaffst, 10 Atemzüge durchgehend zu zählen oder stell dir einen Wecker oder einen Meditationsgong auf 3 bis 5 Minuten.

Wenn du Gefallen an Meditationen und Gedankenreisen findest, lade ich dich herzlich ein, dir die Audios anzuhören, die ich im Downloadbereich (Seite 159) für dich verlinkt habe. Ich empfehle dir die Übung »Aufgeregte Gedanken beruhigen«, um über die Wechselatmung in eine tiefe Entspannung einzutauchen.

Vagusnerv-Übungen

Vagusnerv-Übungen helfen, den Ruhenerv zu aktivieren. Der Vagusnerv ist der größte Anteil des Ruhenervs. Da er sich durch verschiedene Körperregionen zieht, erreichen wir über tonisierende Übungen schnell merkbare Effekte.

Ich empfehle dir entsprechende Übungen insbesondere, wenn du ein kleines »Stressbündel« bist, du »durchs Leben vibrierst« und es dir schwerfällt, zu entspannen. Auch, wenn du unter Reizdarmbeschwerden, Übersäuerungssymptomen, hormonellen Problemen, Schlafstörungen oder Verspannungen leidest, wenn du die Zähne zusammenbeißt, knirschst oder eine schlechte Regenerations- oder Heilungstendenz aufweist.

Wenn du dir vornimmst, entsprechende Übungen regelmäßig täglich 3- bis 5-mal auszuführen (auch über die Fastenzeit hinaus), wirst du hoffentlich schnell den Unterschied merken und bist motiviert, weitere Entspannungstechniken zu erlernen.

Vagusnerv aktivieren: Mini-Übungen

Wenn du im Alltag schnell deinen Vagusnerv anknipsen willst, kann dir Folgendes helfen:

- Atme länger aus als ein: Die verlängerte Ausatmung aktiviert direkt deinen Vagusnerv. Du kannst die verlängerte Ausatmung auch gut in die Atemübungen am Anfang dieses Kapitels integrieren.
- Atme laut: Im Stressmodus atmest du eher flach – schließlich soll der Säbelzahntiger dich nicht hören. Lautes, tiefes Atmen reißt dein Gehirn aus dem Überlebensmodus und lässt dich bewusst entspannen.
- Lachen ist die beste Medizin: In dieselbe Richtung zielt das laute Lachen, denn auch das ist nicht mit Überleben vereinbar, wenn du vom Säbelzahntiger verfolgt wirst und dich vor ihm verstecken musst. Darüber hinaus stärkt Lachen das Immunsystem.
- Dance it out: Schütteln reduziert Stresshormone – das kannst du dir von Tieren abgucken. Dreh deinen Lieblingssong auf und tanz 3 bis 5 Minuten wild dazu.

Vagusnerv akivieren: Atemübung Diese effektive Übung kannst du z. B. vor dem Essen oder in akuten Überforderungssituationen anwenden.

- Setz dich entspannt und aufrecht hin, lass die Schultern hängen, entspanne den Bauch und den Kiefer.

- Drücke deine Zunge gegen den Gaumen und schiebe sie so weit wie möglich nach hinten.
- Atme gleichzeitig langsam aus.
- Lass den Atem von allein wieder zur Einatmung kommen.
- Wenn du das gleichzeitig kannst, kannst du auch mit wachen Augen bei der Ausatmung weit zu einer Seite schauen und die Augen bei der Einatmung wieder in die entspannte »Normalstellung« bringen.

Soul Detox

Ob du es willst oder nicht: Fasten hat immer auch eine seelische Komponente. Ich nenne das »Soul Detox«.

Ich hatte das anfangs, bei meinen allerersten Fastenversuchen, überhaupt gar nicht auf dem Schirm, denn ich hatte mich total auf die körperlichen Vorteile einer Fastenkur gestürzt und fokussiert. Mittlerweile habe ich viele Fastenkuren hinter mir und kann dir eins berichten: Bei jeder einzelnen Fastenkur kam bei mir von ganz allein das Bedürfnis, seelischen Ballast abzuwerfen.

Das äußert sich jedes Mal anders, sodass ich immer wieder total gespannt bin, was mir diesmal einfällt. Ich plane das absichtlich nicht, sondern gebe mir in der Fastenwoche ganz bewusst die Erlaubnis, »es einfach mal auf mich zukommen zu lassen« und meiner Seele zu vertrauen, dass ihr genau das Richtige einfällt. Das, was aktuell dran ist und vor allem das, was gerade möglich ist.

Bei mir kündigt sich der seelische Reinigungsprozess übrigens meist an Tag 4 durch intensive Putzwut an. Da entwickele ich eine regelrechte Manie, hinterletzte Ecken minutiös von Staub zu befreien, die Fensterdichtungen zu säubern oder die Fliesenfugen mal ganz gründlich zu reinigen – und du musst wissen, dass Putzen nicht zu meinen Leidenschaften zählt …

Wenn ich diese kurze Phase hinter mir habe, fange ich meist an, meine Ablage zu durchwühlen und meine »Lebens-To-do-Liste« rauszukramen. Du weißt schon: die, die man irgendwie nie abarbeitet und die jedes Mal identisch aussieht, wenn man nach Monaten wieder draufschaut. Die, auf der Dinge stehen, die du schon immer mal machen wolltest, die aber so wenig Spaß machen, dass du die Liste doch immer weglegst und die To-dos auf später verschiebst. Bei mir stehen da so Dinge drauf wie »die Garage aufräumen«, »ein Testament machen«, »den Versicherungsordner ausmisten«, »alte Fotos sortieren«.

Und jetzt kommt's: Bislang habe ich in jeder Fastenwoche 1–2 dieser Punkte abgearbeitet – nicht, weil ich es mir vorgenommen hatte, sondern weil es einfach ein innerer Drang war, Ordnung in meinem Leben zu schaffen!

Mir fällt auch das Meditieren leichter, wenn ich faste.

Mittlerweile habe ich viele Fastenteilnehmer*innen bei ihrem Fastenabenteuer begleitet und höre viele ähnliche Geschichten. Von Menschen, die plötzlich den Drang verspüren, akribisch Duschtrennwände mit der Zahnbürste zu reinigen, über komplett neu sortierte Buchsammlungen bis hin zu ganzen Gedichten, die fast wie von selbst aus dem Geist in die Schreibhand fließen, weil sie offenbar rausmussten.

Das bestätigt mich in meiner Auffassung, dass man Körper, Geist und Seele nicht trennen kann und dass dein gesamter Organismus die Fastenzeit automatisch zu deinem Besten nutzt.

Meine Empfehlung an dich lautet also: Plan deine Fastenwoche nicht komplett durch. Lass dir genügend Freiräume, in denen du ganz intuitiv und spontan entscheiden kannst, was du brauchst und was du tun (oder lassen) möchtest.

Du wirst vermutlich sensibler für Gedanken, Eindrücke und wirst eine verbesserte Konzentration und Intuition verspüren.

Fastentagebuch

Viele Menschen mögen die Idee, ein Fastentagebuch zu führen, weil sie merken, dass sie näher an ihren seelischen Bedürfnissen und an ihrer Intuition sind als im »normalen Leben«. Vielleicht bist du ohnehin ein Fan des »Journalings« oder Tagebuchschreibens, dann brauche ich dir nicht viel darüber zu erzählen. Vielleicht

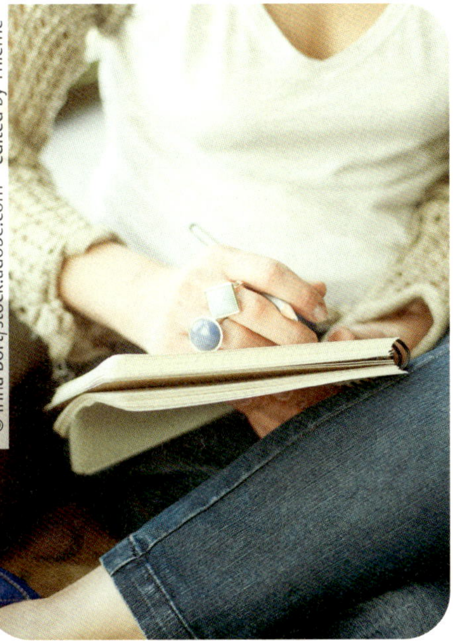

© Irina Bort/stock.adobe.com – edited by Thieme

ist dir die Idee noch neu und kommt dir seltsam vor, da du das Fasten in erster Linie als körperliche Reinigung, als Detoxmaßnahme verstehst.

Ich selbst halte viel von der Kraft und Macht des Handgeschriebenen. Ich nutze das Schreiben sehr intuitiv, in der Regel täglich, um mich zu fokussieren, Klarheit zu schaffen, mein Mindset auszurichten. Und natürlich auch, um Erfahrungen festzuhalten und zu dokumentieren, um Zusammenhänge überhaupt erst zu erkennen. Von daher ist es für mich selbstverständlich, auch beim Fasten ein Tagebuch zu führen.

Ich empfehle dir, es einfach einmal auszuprobieren.

Du kannst ein Fastentagebuch ganz unterschiedlich führen:

- Du kannst ganz nüchtern und unromantisch stichwortartig protokollieren, was du zu dir genommen hast, wie es mit den Ausscheidungen aussah, welche körperlichen Aktivitäten du wie intensiv ausgeführt hast, wie du dich gefühlt hast, welche Symptome oder Beschwerden vielleicht aufgetreten sind. Auch dein Gewicht sowie Taillen- und Hüftumfang kannst du aufzeichnen. Vielleicht hast du sogar eine Körperanalysewaage, um detailliert Körperfett und Muskelmasse zu messen und zu protokollieren.
- Du kannst zusätzlich aufschreiben, was dich geistig und seelisch besonders beschäftigt hat. Ob »zufällig« bestimmte Themen hochgeploppt sind oder du von bestimmten Emotionen ergriffen wurdest. Vielleicht fällt dir, während du das notierst, spontan noch etwas dazu ein, wenn du deinen Gedanken einfach freien Lauf lässt.
- Du kannst notieren, welche Ideen oder Pläne für deine Zukunft dir vielleicht überraschend in den Kopf kommen. Ideen zu deinem zukünftigen Lifestyle oder für irgendwelche Projekte.
- Du kannst dir auch jeden Tag ganz bewusst ein Zeitfenster freihalten, in dem du ungestört 15 bis 20 Minuten ganz für dich nimmst, dir ein schönes Schreibheft und einen Stift zur Hand nimmst und einfach mal neugierig schaust, welche Worte deine Hand zu Papier bringt, wenn es keine Vorgaben, kein Muss und keine Regeln gibt. Absichtsloses Schreiben nennt man das und das bringt oft die tollsten Gedanken und Ideen auf die Welt. Lass dich überraschen, was alles auf der Ebene aus dir rauskommt. Ich kann dir nur wärmstens empfehlen, das einfach mal bei einer schönen Tasse Tee ganz unvoreingenommen auszuprobieren. Übrigens: Es geht insbesondere dabei nicht immer nur um Worte. Manchmal sind es Skizzen, Bilder oder vielleicht auch Töne, wenn du musikalisch begabt bist.

Wie auch immer du deine Notizen gestaltest: Sie helfen dir, Bilanz zu ziehen, was dir die Fastenwoche letztlich gebracht hat, was sich verändert hat, was du abgeworfen hast und was dir geblieben ist.

Motivation & Dranbleiben

Durch die Energieumstellungsprozesse beim Fasten, durch Überforderung oder schlichtweg durch deine Tagesform kann es beim Fasten – wie auch im »normalen Leben« – immer mal zu kleinen Durchhängern kommen.

Wenn du grundsätzlich darauf vorbereitet bist, dass sowas passieren kann, kannst du dir schon im Vorfeld die passenden Strategien bereitlegen. Dann brauchst du im Ernstfall nur noch dein ganz persönliches »Notfallköfferchen« zur Hand zu nehmen.

Wichtig ist zum einen, dass du die Umstellungsvorgänge verstanden hast, die dein Körper beim Fasten durchläuft. Falls du nicht weißt, wovon ich spreche, lies noch einmal im Kapitel »Was passiert beim Fasten im Körper?« (Seite 13) nach. Wenn du weißt, was dein Körper gerade durchmacht und welche Phasen er durchläuft, kannst du kleinere Unpässlichkeiten vielleicht im Keim ersticken, indem du sie unter »normale Umstellung« verbuchst. Für alle anderen Krisen habe ich dir einen Notfallplan (Seite 75) zusammengestellt.

Wenn du mit einem starken Ziel gestartet bist und dich sehr bewusst für das Fasten entschieden hast, rechne ich ehrlich gesagt nicht mit Motivationseinbrüchen. Ich empfehle dir darum, dein Fastenziel aktiv zu formulieren. Mir hilft es, das Ziel handschriftlich aufzuschreiben. Solltest du dich für ein Fastentagebuch entschieden haben, ist das ein perfekter Ort dafür, finde ich.

Ein starkes Ziel formulieren Ein starkes Ziel sollte möglichst konkret, realistisch erreichbar, greifbar sein. Du hast Bilder dazu im Kopf, am besten auch entsprechend positive Gefühle dazu und darum motiviert es dich bis in die Fingerspitzen. Wann immer du merkst, dass deine Motivation einbricht, kannst du dein Ziel hervorholen und dich an die damit verbundenen positiven Gefühle anbinden. Manchen Menschen hilft es auch, während der Fastenwoche ihr »Wofür« an den Spiegel oder einen anderen prominenten Ort zu kleben, um zwischendurch immer mal wieder unbewusst daran erinnert zu werden.

So hältst du durch

Wenn es nicht um körperliche Krisen, sondern seelische und motivationstechnische Durchhänger geht, habe ich einen wesentlichen Tipp für dich: Erinnere dich daran, wofür du diese Fastenkur machst. Aus welchen Gründen hast du dich dafür entschieden und was willst du erreichen?

Schließlich ist Motivation die Brücke vom guten Vorsatz hin zum Ziel. Und dass diese Brücke ab und an mal schwingt und durchhängt, ist ganz normal. Je mehr du dein Ziel wirklich spürst und verinnerlichst, desto stabiler wird deine Brücke.

Weitere Motivationshilfen Im Downlodbereich (S. 159) findest du noch Folgendes, was dir beim Durchhalten helfen kann:

- Eine Übung, die dich durch den Prozess der Zieldefinition leitet, sodass du mit einem konkret formulierten starken Ziel daraus hervorgehst.
- Eine Gedankenreise zum Thema »Zielschärfung«, bei der du dein Ziel mit Emotionen auflädst und verankerst.
- Die Meditation »Glücksverstärker«, die dir dabei hilft, deine Motivation auf Knopfdruck zu verstärken!

Fastenbrechen und Kostaufbau – gewusst wie!

Mit der Fastenzeit selbst ist es nicht getan. Wichtig für den Erfolg ist auch die Zeit danach, in der man nicht gleich wieder in den alten Trott verfallen sollte.

Das Fastenbrechen und der darauffolgende Kostaufbau sind absolut ausschlaggebend für deinen Fastenerfolg. Im Kapitel »Was passiert beim Fasten im Körper?« (Seite 13) habe ich dir erklärt, dass sich die Energieversorgungsstrategie deines Körpers beim Fasten verändert. Biochemisch finden in deinem Körper massive Umstellungsprozesse statt, auch Hormonkonstellationen verändern sich. Außerdem fährt dein Körper (der ja ein wahres Effizienz-Wunderwerk ist) die Produktion von Verdauungsenzymen, Gallensäuren und anderen Verdauungssäften herunter – schließlich werden sie im Fasten ja nicht gebraucht.

Die Maßgabe Nummer 1 während der Aufbautage ist es also, es langsam angehen zu lassen! Das fällt nicht allen leicht, ich habe in den vielen Jahren Fastenbegleitung beobachtet, dass es zwei Typen Fastenbrecher gibt:

Typ 1: der Hungrige. Dieser Typ kann es kaum erwarten, nach der Fastenwoche in den ersten Apfel zu beißen und hätte am liebsten gleich noch ein Butterbrot und mindestens ein großes Süppchen dazu. Vielleicht auch noch einen Nachtisch. Auf jeden Fall ist der Apfel ratzfatz weggeputzt und die Lust auf mehr ist groß. Häufig neigt dieser Typ schon während des Fastens dazu, Kochbücher zu wälzen und Mahlzeiten für danach zu planen. Er hat während des Fastens zwar keinen Hunger, aber große Lust auf Geschmack, Zubeißen und Genießen.

Gutes Kauen und ausreichende Trinkmenge sind hier oft hilfreich, um das Verlangen in Grenzen zu halten. Manchen Menschen hilft es auch, sich einen Mahlzeitenplan für die kommenden Tage zu schreiben und sich zumindest in Gedanken schon einmal auf die kommenden Leckereien zu freuen.

Typ 2: der Appetitlose. Dieser Typ nagt beim Fastenbrechen an seinem Apfel und bekommt ihn oft gar nicht ganz herunter. Dieser Typ kommt ganz automatisch langsam wieder ins Essen, denn er hat keinen gesteigerten Appetit und schon gar keinen Hunger.

Du tust deinem Körper Gutes und machst es ihm denkbar einfach, wenn du ihm durch geplante, achtsame Nahrungszufuhr und gutes Kauen eine langsame Rück-Umstellung auf »normale« Ernährung von außen ermöglichst.

Dann können sich zum einen deine Glykogenspeicher (in denen die Glucose aus den zugeführten Kohlenhydraten gespeichert wird) wieder adäquat füllen. Zum anderen kann weiterhin Fett verbrannt werden. Zudem wird durch sinnvolle Nahrungszufuhr die Proteinsynthese angekurbelt, also der Wiederaufbau von Körpereiweißen.

Was für die Aufbautage wichtig ist

Ich habe dir in dem von mir vorgeschlagenen Fastenplan (Seite 52) auch Hinweise für die Gestaltung der Aufbautage, die ersten drei Tage der Nahrungszufuhr nach dem Fasten, gegeben.

Die wichtigsten Punkte hier nochmal auf einen Blick:

- Der Kostaufbau startet klassischerweise mit einem Apfel.
- Du solltest drei Mahlzeiten täglich nicht überschreiten, wichtig sind vor allem die Pausen zwischen den Mahlzeiten.
- Typischerweise werden zwischen 800 und 1500 kcal pro Aufbautag zugeführt.
- Wichtig ist, dass du gut kaust (das solltest du generell im Blick behalten), dadurch optimierst du Verdauung und Nährstoffaufnahme.

Beachte

Insbesondere die zu frühe Zufuhr größerer Mengen von Nahrung und vor allem größerer Mengen Fett kann dazu führen, dass dein Verdauungstrakt nicht hinterherkommt. Das kann in Extremfällen zu schmerzhaften Koliken führen, weil Verdauungssäfte nicht ausreichend gebildet werden.

- Achte auf ausreichend Flüssigkeitszufuhr während der Aufbautage. Ein halber Liter mehr als du eigentlich benötigst, kann hilfreich sein, um Stoffwechsel und Darmaktivität anzuregen.
- Stellst du fest, dass deine Verdauung nur träge in Gang kommt und du eher zu Verstopfung neigst, kannst du mit Sauerkrautsaft und Brottrunk sowie einigen Trockenfrüchten den Organismus ankurbeln.
- Achte auf Ausgewogenheit der Zufuhr: Eine gute Mischung aus Gemüsekohlenhydraten, hochwertigen pflanzlichen Proteinquellen und guten pflanzlichen Fetten ist wichtig.
- Anders als im »normalen Leben« ist die Telleraufteilung allerdings an den drei Aufbautagen noch etwas kohlenhydratlastiger, um die Glykogenspeicher langsam wieder zu füllen. An den Tagen danach wird der Protein- und Fettanteil wieder gesteigert. Ich empfehle dir, zunächst überwiegend Pflanzenprotein zu dir zu nehmen, um den Körper zunächst mit basisch verstoffwechseltem, leichter verdaulicherem Eiweiß zu konfrontieren.

Fasten & Ernährungsumstellung

Fasten kann ein großartiger Einstieg sein, um eine – vielleicht schon lange geplante – Ernährungsumstellung sinnvoll einzuleiten. In relativ kurzer Zeit entlastest du deinen Körper nämlich intensiv.

Zwei wesentliche Aspekte gesunder Ernährung Willst du deine Ernährung umstellen, kannst du dich nach dem Fasten besonders auf Folgendes konzentrieren:

- gute Versorgung für den Organismus: Bau-, Funktions- und Reparaturstoffe sowie Energie optimal zuführen
- dem Körper die ganzen Abläufe so einfach wie möglich machen: Stress rausnehmen, Ballast abbauen, Ressourcen freimachen

Beim Fasten können wir Punkt 2 bereits intensiv bearbeiten, sodass eine darauffolgende gesunde Ernährungsweise auf sehr fruchtbaren Boden fällt. Auch darum ist der Kostaufbau nach dem Fasten ein wichtiges Thema, das man mit Bedacht angehen sollte. Im folgenden Kapitel stelle ich dir meine 10 besten Tipps für eine alltagstaugliche gesunde Ernährung vor.

Meine 10 Goldenen Ernährungstipps für »das Leben danach«

In diesem Buch kann ich dir nur einen kurzen Überblick über meine wichtigsten Ernährungstipps geben. Möchtest du ausführlicher einsteigen, empfehle ich dir mein E-Book »Meine 10 Goldenen Ernährungstipps«. Falls du nach dem Fasten nahtlos und begleitet in das Thema gesunde Ernährung einsteigen möchtest, lade ich dich herzlich in meine 10-Wochen-Challenge ein, in der du in 10 Wochen deine gesunde Ernährung zum Selbstläufer machst. Du findest das

Buch zum Gratis-Download sowie Hinweise zur Challenge im Downloadbereich (S. 159).

Wir essen aus zwei Gründen Wenn du dir das vor Augen hältst, wird klar, dass eine ausreichende Versorgung das A und O ist:

- Du versorgst deinen Körper mit Treibstoff, also mit Energie, die meist in Kalorien gemessen wird.
- Du versorgst deine Zellen mit Vitalstoffen, also Bau-, Funktions- und Reparaturstoffen, die Körperfunktionen, Stoffwechsel, Auf-, Um- und Abbauprozesse ermöglichen.

Fakt ist: Nur mit einer ausreichenden Versorgung kann dein Körper dauerhaft das leisten, was du von ihm verlangst, und dabei gesund bleiben. Meine Empfehlungen sollen genau das gewährleisten. Und das Beste dabei: Ohne Hunger, Jojo-Effekt und schlechte Laune gelangst du dabei satt, zufrieden und mit Genuss ganz im Vorbeigehen auch zu deinem Wohlfühlgewicht!

1. Richtig trinken

Dein Körper besteht zu 60–75 % aus Wasser. Du brauchst Wasser als Temperaturregler, Lösungs- und Transportmittel. Flüssigkeit transportiert Nährstoffe zu deinen Zellen. Außerdem werden Abfallprodukte mithilfe von Wasser über deine Nieren ausgeschieden. Das richtige Getränk belastet dich nicht, sondern ist neutral und hat im besten Fall noch einen Nutzen. Das hast du bereits im Zusammenhang mit den nierenbezogenen Maßnahmen beim Fasten erfahren und das gilt natürlich auch im »normalen Leben«.

Folgende Getränke empfehle ich dir:

- hochwertiges stilles Wasser
- Kräuterwasser
- Kräutertee und Roiboostee
- Ingwerwasser
- leichte, dünn gemischte Schorlen (diese nur zum Essen, nicht zwischendurch)

Die optimale Trinkmenge bemisst sich individuell. 35 ml pro kg Körpergewicht sind an unspektakulären Tagen eine gute Richtgröße. Bei warmen Temperaturen (auch nach dem Saunabesuch), Sport

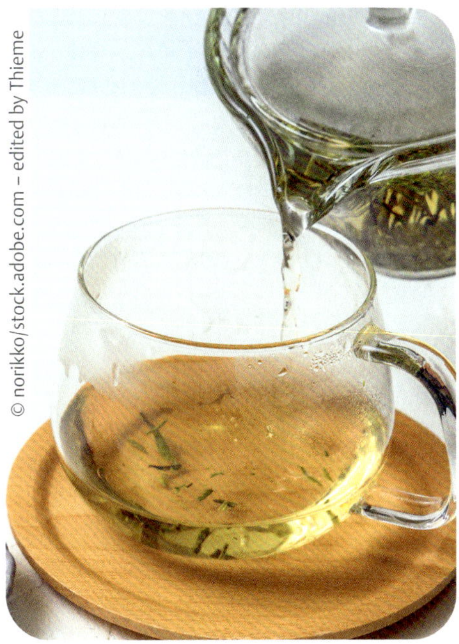

© norikko/stock.adobe.com – edited by Thieme

oder extremer Anstrengung brauchst du ca. 1 l pro Stunde mehr.

2. Naturbelassen und bunt essen

Dein Körper braucht Vitalstoffe, denn nur mit ihnen kann er optimal funktionieren. Deshalb kochst du am besten mit frischen, regionalen, saisonalen und unbelasteten Zutaten. Dadurch weißt du, was du zu dir nimmst, und schonst deinen Körper vor belastenden Zusatz-, Farb-, Konservierungs- und anderen Giftstoffen.

Besonders gesund ist naturbelassene Nahrung. Diese liefert dir reichlich Mikronährstoffe (Vitamine, Mineralstoffe, sekundäre Pflanzenstoffe usw.) und Ballaststoffe. Gemüse, Rohkost, Salat, Obst, Kräuter, Sprossen, Nüsse zum Beispiel. Apropos Gemüse und Obst: 5 bis 7 Portionen täglich sollten es sein. Gemüse und Obst sind wichtige Basenbildner. Über die Wichtigkeit basischer Puffer haben wir schon im Abschnitt »Entsäuerung und Säure-Basen-Haushalt« (Seite 25) gesprochen. Ideal ist ein Basen-Anteil von 70 bis 80 % bei der täglichen Nahrung. Dadurch wird dein Körper optimal ernährt und nicht übermäßig belastet.

3. Killerfoods meiden

Perfekt ist es, wenn du mit deinem Körper im Team arbeitest und es ihm immer einfach machst – wenn du ihm Arbeit abnimmst, ihn gut versorgst und nicht mit »Müll« und minderwertigen Stoffen bzw. Anti-Nährstoffen belastest, sparst du Ressourcen und hast mehr Kapazitäten für wichtige Dinge frei.

Vor allem raffinierte Zucker- und Weizenprodukte sowie alle stark verarbeiteten Lebensmittel sind für deinen Körper anstrengend zu verarbeiten und nicht gut verträglich. Ebenso sind Fertignahrung, Süßigkeiten sowie Genussgifte (z. B. Nikotin, Alkohol) keine geeignete Nahrung. Alle Nahrungsmittel, die hochverarbeitet sind, sind weit weg von der Natur. Sie belasten in der Regel den Säure-Basen-Haushalt deines Stoffwechsels und hindern so deinen Körper an einer optimalen Performance.

Meide meiner Empfehlung nach folgende Killerfoods:

- Zucker
- Weizen
- Fertignahrung
- Süßigkeiten
- Genussgifte
- Schweinefleisch
- Supermarktfleischwaren (greife auf Demeter-Fleischwaren von entsprechenden Bio-Höfen zurück)

In der Praxis empfehle ich in der Regel auch den Verzicht auf Kuhmilch- und Sojaprodukte, da diese oftmals als Stoffwechselbremse wirken. Auch verstärken sie häufig Allergieneigungen und Unverträglichkeiten sowie Darmprobleme.

4. Täglich 3 Hauptmahlzeiten essen
Durch regelmäßige Mahlzeiten bleiben Blutzucker- und Insulinspiegel ausgeglichen. Dadurch verringert sich auch das Stress-Level deines Körpers.

Der ideale Abstand zwischen den Mahlzeiten beträgt vier bis sechs Stunden. Sind Zwischenmahlzeiten unumgänglich, solltest du auf ausreichende Pausen zwischen den Mahlzeiten achten. Denn in den Pausen bildet dein Körper Verdauungssäfte und beschäftigt sich intensiv mit dem Verdauungsprozess. Außerdem kann das Immunsystem sich erholen und latente Entzündungen können abklingen. Gerade bei Reizdarmbeschwerden, Allergieneigung und chronischen Entzündungen ist das essenziell für Heilungsprozesse.

Intervallfasten oder intermittierendes Fasten kommt mit typischerweise zwei Mahlzeiten täglich aus und kann einen interessanten Reiz setzen. Ob es für dich geeignet ist oder nicht, ist nur individuell zu beantworten. Die Antwort sollte das Ziel des Intervallfastens und dein Bauchgefühl dazu berücksichtigen.

Im Abschnitt Empfehlungen (Seite 159) findest du ein Video, in dem ich das Intervallfasten genau erkläre, sodass du dir eine Meinung dazu bilden kannst, ob es für dich geeignet ist oder nicht.

5. Tagsüber essen, denn nachts wird regeneriert
Die beste Zeit für ein üppiges Essen ist morgens. Dagegen solltest du abends verhältnismäßig weniger essen. Dabei sollte aber niemals ein Hungergefühl aufkommen, damit dein Körper immer gut versorgt ist. Sonst greift dein Stoffwechsel nämlich interne Reserven an und es wird im ungünstigsten Fall Muskelgewebe abgebaut.

Sinnvoll ist es, wenn du drei Stunden vor dem Schlafengehen das letzte Mal isst. Denn nachts werden Botenstoffe ausgeschüttet, die der Regeneration dienen. Wenn jedoch abends noch Insulin ausgeschüttet wird, dann hemmt dies die Regeneration. Darum ist abends leichte Kost die bessere Wahl. Besonders gut geeignet ist eiweißreiches Essen, da es kaum Insulin benötigt. Dagegen solltest du abends auf schnell verfügbare Kohlenhydrate, wie zum Beispiel Getreide, Chips oder Süßigkeiten, verzichten.

6. Auf ausgewogene Mahlzeiten achten
Wichtig ist, dass du deinen Körper mit den »richtigen« Nährstoffen in guter Qualität versorgst. Dies erreichst du, indem du Nahrungsmittel mit verschiedenen Nährstoffanteilen kombinierst. Einerseits ist das wichtig für eine ausgeglichene Versorgung. Anderseits werden die einzelnen Stoffe durch clevere Kombination umfangreicher aufgenommen und verstoffwechselt.

Eine ausgewogene Mahlzeit besteht aus ca. 45 % überwiegend komplexen Kohlenhydraten, ca. 25 % hochwertigem Eiweiß und ca. 30 % guten Fetten. Je nach Stoffwechseltyp, Gesundheitsziel, Sportpensum und Fitnessziel können diese Werte variieren, das lässt sich durch laborbasierte individualisierte maßgeschneiderte Ernährungsempfehlungen herausfinden.

Du bekommst diese Aufteilung ganz gut hin, wenn auf deinem Teller ein Drittel Eiweißquellen und zwei Drittel Kohlenhydratquellen liegen. Zusätzlich solltest du pro Mahlzeit noch jeweils 1–2 Teelöffel Leinöl und Kokosöl unterbringen.

Falls du nicht weißt, welche Lebensmittel den Kohlenhydraten, Fetten und Eiweißen zuzuordnen sind, habe ich in der Abbildung rechts (Seite 129) eine kleine Übersicht für dich zusammengestellt. Die einzelnen (Makro-)Nährstoffe nehmen wir in den folgenden 3 Tipps aber noch genauer unter die Lupe.

Ein gesunder Teller lässt sich aufteilen in 45 % komplexe Kohlenhydrate, 25 % hochwertiges Eiweiß und ca. 30 % gute Fette.

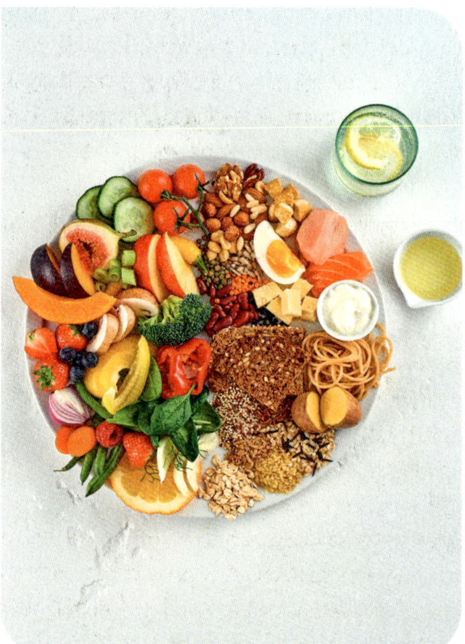

7. Komplexe Kohlenhydrate bevorzugen
Kohlenhydrat ist nicht gleich Kohlenhydrat!

Neben Getreide (= einfache Kohlenhydrate) gehören auch Gemüse (auch roh), Obst und Salat zu den (komplexen) Kohlenhydraten. Die bunten Kohlenhydrate haben eine deutlich höhere Mikronährstoffdichte, denn Gemüse und Salat bringen mit jeder Kalorie tolle Begleiter in Form von Mikronährstoffen mit. Sie sind für dich darum der Sattmacher Nummer 1!

Du kannst die typischen Sättigungsbeilagen Nudeln, Reis, Kartoffeln stark reduzieren – sie liefern dir nur »leere« Kohlenhydrate. Insbesondere abends können sie Fettverbrennung und Regeneration hemmen. Verzehr Getreide darum bestenfalls nur morgens und evtl. mittags. Clever ist es, unterschiedlich komplexe

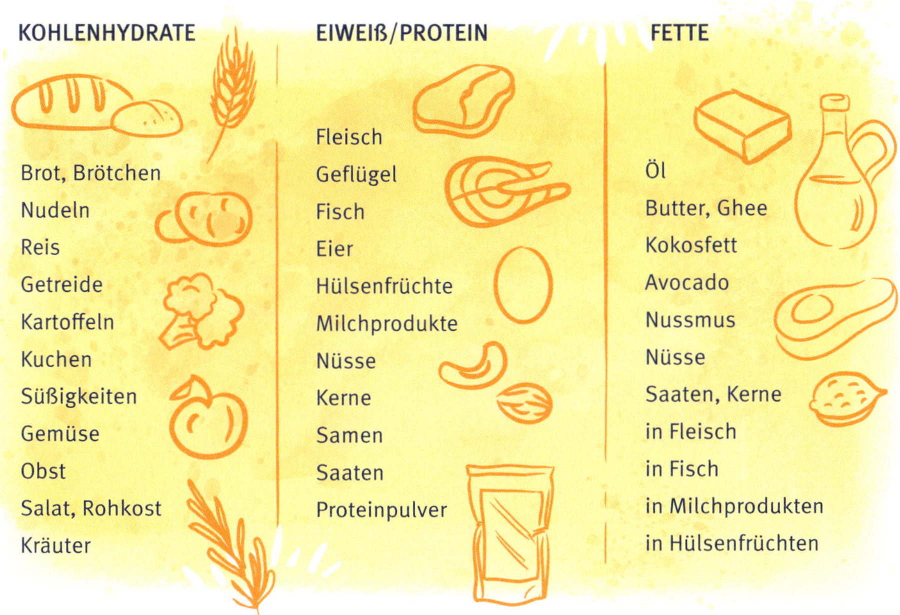

Kohlenhydrate, Fette und Eiweiße unter der Lupe: Welche Lebensmittel gehören wozu?

Kohlenhydrate für einen ausgewogenen Blutzuckerspiegel zu kombinieren. Ich rate dir, wie bei den Killerfoods schon beschrieben, auf Weizen vollständig zu verzichten. Dinkel ist ein super Ersatz, auch, wenn du selbst bäckst.

8. Gute Fette machen fit, schlechte Fette machen fett

Fett ist ein wichtiger Energieträger für deinen Körper. Manche Fettsäuren sind »essenziell« – wir brauchen sie zum Überleben und sie sind unter anderem wichtig für Zellschutz, Hormonbildung und ein starkes Nervensystem. Vor allem die mehrfach ungesättigten Fettsäuren Omega 3 und Omega 6 aus pflanzlichen Ölen gehören zu einer gesunden Basisernährung.

Dabei sollten besonders Omega-3-Fettsäuren vermehrt zugeführt werden, denn häufig gibt es hier Versorgungsengpässe. 1:5 gilt als optimales Verhältnis von Omega-3- zu Omega-6-Fettsäuren. Damit du einen perfekten Grundstock an Omega-3-Fettsäuren zur Verfügung hast, sind 2 EL Leinöl pro Tag eine solide Basis.

Wichtig sind auch kurz- und mittelkettige Fettsäuren: Baue also neben dem Leinöl täglich 2 EL Kokosöl oder ein spezielles MCT-Öl in deine Ernährung ein.

9. Ausreichend Proteine als Baustoffe zuführen
Proteine sind wichtig für alle Aufbauprozesse, starke Muskeln, straffes Bindegewebe, eine ausgeglichene Hormonlage, den Transport von Nährstoffen und Toxinen und ein gut funktionierendes Immunsystem. Dafür eignen sich hochwertige Proteinquellen aus tierischem oder pflanzlichem Eiweiß.

Im »normalen Leben« empfiehlt die Deutsche Gesellschaft für Ernährung täglich 0,8 bis 1 g Eiweiß pro kg Körpergewicht. In der Praxis arbeite ich auf Basis von Mikronährstoff-Check-ups und empfehle meist um die 1,5 g pro kg Körpergewicht, da die meisten Menschen massive Proteinmängel aufweisen. Das gilt besonders für vegetarisch und vegan lebende Menschen.

Um deinen Bedarf zu decken, kannst du auf unterschiedliche Proteinquellen zurückgreifen. Setze auf hochwertige Eiweißquellen und kombiniere (sofern du nicht eine individuelle Stoffwechselanalyse vorliegen hast) tierisches und pflanzliches Protein. Für die meisten Menschen sind Pflanzenproteine sowie Fisch und Geflügel besser verdaulich als schwere fette Eiweiße. Zudem wird veganes Protein basisch verstoffwechselt.

Als eine mögliche Quelle für wertvolles Eiweiß kannst du auch ein hochwertiges Proteinpulver einsetzen, in meiner Praxis verwende ich Erbsenproteinisolat.

Mach dich nicht verrückt!

Dies ist vielleicht einer der wichtigsten Tipps. Eine gesunde 80/20-Regel ist super! Isst du 80 % »nach Plan«, kann dein Körper 20 % »Stoffwechselbremsen« in der Regel gut vertragen.

10. Gut kauen und bewusst essen
Weil die Verdauung schon im Mund beginnt, startet hier die Optimierung für die Nährstoffaufnahme. Beim Kauen besaftet dein Speichel den Nahrungsbrei und die ersten Aufspaltungsprozesse beginnen. Die mechanische Zerkleinerung ist ein Erfolgsfaktor für eine gute Aufnahme der Nährstoffe im Darm. Schluckst du zu große Brocken, können Blähprozesse und typische Reizdarmbeschwerden die Folge sein. Mach das Experiment: Kau einfach so lange, bis die Nahrung von alleine aus dem Mund verschwindet, ohne dass du bewusst schluckst.

Hektik und Stress sind die größten Energiekiller und darüber hinaus übersäuern sie deinen Stoffwechsel und verhindern optimale Verdauungs- und Stoffwechselprozesse sowie Regeneration und Heilung. Darum sind Ruhe und Zeit beim Essen besonders wichtig. Denn gesundes Essen bedeutet auch bewusstes Genießen. Du wirst feststellen: Achtsames, bewusstes Essen führt über kurz oder lang ganz automatisch dazu, dass du weniger isst und Hunger sowie Sättigungsgefühl (wieder) wahrnimmst.

Bist du allerdings von Symptomen geplagt, energielos und schlaff, kann es hilfreich sein, a) genauer hinzuschauen (Stichwort Check-up & Mikronährstoffdiagnostik) und b) eine Weile etwas strikter auf die Ernährung zu schauen – bis deine Regulationsfähigkeit und Gesundheit wieder hergestellt sind. Lass dich dazu im Zweifelsfall von Expert*innen beraten.

In diesem Sinne wünsche ich dir nicht nur eine bereichernde und entspannte Fastenwoche, sondern auch einen guten Start in einen gesünderen Lifestyle! Ich freue mich, wenn meine Tipps dich dabei hilfreich unterstützen konnten!

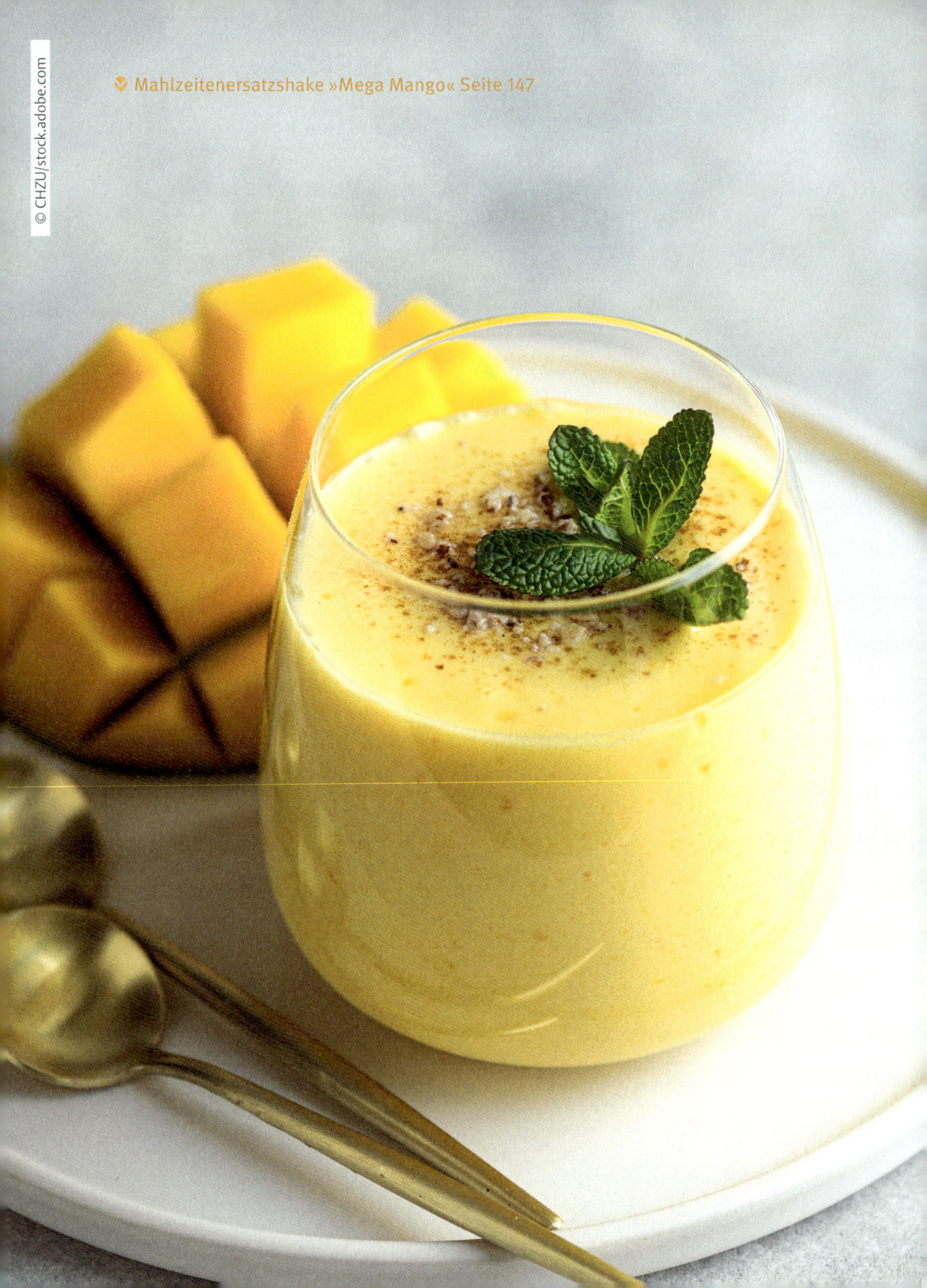
© CHZU/stock.adobe.com

Mahlzeitenersatzshake »Mega Mango« Seite 147

Rezepte

Hier findest du leckere Rezepte sowohl für die Zeit während als auch nach der Heilfastenwoche. Sie können dich natürlich auch zu eigenen Kreationen inspirieren.

Hinweise zu den Rezepten

Die folgenden Rezepte dienen einer basenüberschüssigen Ernährung und sollen deinen Körper bereits im Vorfeld der eigentlichen Fastenzeit entlasten. Darum sind die Rezepte überwiegend vegetarisch gehalten.

Natürlich lässt sich die vegetarische Variante mit Fisch oder Fleisch aufpeppen. Ich habe extra wandelbare Rezepte gewählt, bei denen du viele Zutaten selbst auswählen kannst. Möchtest du dich nicht durchweg vegetarisch ernähren, kannst du entsprechend variieren. Achte trotzdem darauf, tierische Produkte weitestgehend zu vermeiden, denn ihr Protein wird überwiegend sauer verstoffwechselt und bringt häufig auch belastende Zusatzstoffe mit. Solltest du Fisch oder Fleisch einsetzen, wähle unbelastete Varianten, am besten hochwertige Demeter-Produkte.

Allgemeine Hinweise zur Verwendung von Zutaten

Auf Bio-, besser noch Demeterqualität achten Kaufe Gemüse und Obst aus biologischer oder sogar Demeter-Landwirtschaft und aus nachhaltigem Anbau.

Wasser sollte schadstofffrei sein Achte auch beim Wasser darauf, dass es keine Schadstoffe enthält, und kaufe es in Glasflaschen. Möchtest du Leitungswasser trinken, solltest du einen mehrstufigen Wasserfilter einsetzen.

Würzen Du kannst zum Verfeinern von Mahlzeiten fast alle Kräuter und Gewürze verwenden, die du verträgst. Ich verwende gerne stoffwechselanregende Gewürze, zu denen z. B. die Hildegard-Gewürze Galgantwurzelpulver und Bertramwurzelpulver gehören. Pfeffer meide ich aufgrund seiner schleimhautreizenden Wirkung.

Hinweise für vegan lebende Menschen

Solltest du vegan essen, kannst du die genannten Käsesorten durch eine vegane Variante ersetzen. Berücksichtige dabei, dass dadurch der Proteinanteil evtl. sinkt, und sorge für entsprechende Alternativen, z. B. durch ein veganes Proteinpulver.

Wenn du vegane Käsealternativen oder andere Produkte verwendest, achte darauf, dass sie nur Nüsse und »unkritische« Zutaten enthalten und keine minderwertigen Zutaten oder Soja, Weizenprotein, Emulgatoren, Geschmacksstoffe und andere zu meidende Zusatzstoffe.

Vegane Butter sollte aus Kokosöl, Sheabutter oder Rapsöl bestehen. Meide Margarine und andere gehärtete pflanzliche Fette.

Eier kannst du als vegan lebender Mensch durch ein Leinsamen-Ei ersetzen. Pro Ei benötigst du 1 EL Leinsamenschrot und 3 TL heißes Wasser. Gib die Zutaten in eine Schüssel und lass sie mindestens 5 Min. quellen.

Einkaufsliste für Gerichte und Getränke

Das meiste aus den folgenden Listen erhältst du in der Apotheke, im Reformhaus oder auch in Drogeriemärkten. Dazu kommen noch die Zutaten für die einzelnen Gerichte.

Zutaten für Getränke

- pro Tag (inkl. Suppen- und Teewasser) 2–4 Liter stilles, unbelastetes Hochgebirgsquellwasser oder Filterwasser, pH-Wert über 7
- Gemüsesäfte aus biologischem Anbau, ca. 0,5 l pro Tag (z. B. Möhre, Sauerkraut, Rote Bete, milchsauer vergorener Gemüsesaft)
- Kanne Brottrunk

Fastentee (Apotheke), 100 g

- Fol Mentae pip. 10,0 (Pfefferminze)
- Fruct Foeniculi 20,0 (Fenchelsamen)
- Hb Solidaginis virgaurea 10,0 (Goldrutenkraut)
- Hb Urticae 10,0 (Brennnesselkraut)
- Flor Chamomillae 10,0 (Kamillenblüten)
- Rad Taraxaci c Herb 10,0 (Löwenzahnblattwurzel)
- Hb Galii aparinis 10,0 (Klettenlabkraut)
- Hb Melissae officinalis 10,0 (Melisse)
- Mädesüß (Filipendula ulmaria) 10,0 (Mädesüße)

Zutaten für Gerichte

Zutaten für die Fastenbrühe

- ggf. Cenovis-Würze
- Kümmel, Majoran, Muskatnuss oder andere Gewürze und Kräuter
- Gemüse für 6–8 Portionen, z. B. 500 g Kartoffeln, 4 große Möhren, 1 Stange Lauch, 2 Petersilienwurzeln, ½ Sellerieknolle, Petersilie

Sonstige Zutaten

- mindestens 7 Bio-Zitronen für Abführlösung und Fludding oder zum Lutschen im Notfall
- 1 Bio-Grapefruit für die Abführlösung
- 8 frische Bio-Äpfel für Fludding und Fastenbrechen
- naturtrüber Apfelsaft (für den Fludding); ca. 800 ml insgesamt

Saftige Spinat-Pancakes

Für 2 Portionen

10 Min. + 10 Min. Backzeit

2 Eier • 2 Handvoll Babyspinat • 100 g Dinkelmehl • 100 g Schafjoghurt • 100 g Kokosjoghurt • ca. 100 ml Haferdrink • 2 EL frisch gehackte Kräuter • Gewürze: Salz, Galgantwurzelpulver • etwas Kokosöl oder Rapsöl zum Braten

- Eier trennen und das Eiweiß steif schlagen.
- Spinatblätter waschen und mit Eigelb und den restlichen Zutaten (außer dem Öl) in einen Mixer geben und zu einem glatten Teig mixen.
- Eventuell mehr Haferdrink zugeben, damit die Konsistenz stimmt.
- Zum Schluss Eischnee vorsichtig unterheben.
- Kellenweise in der Pfanne ausbacken, dabei wenden, wenn die Unterseite leicht braun ist.

Tipp Du kannst diese Pancakes herzhaft oder süß gestalten. Für die herzhafte Variante belege ich die Pancakes nach dem Wenden noch in der Pfanne mit dünnen Scheiben einer Ziegenkäserolle. Für die süße Variante eignet sich Fruchtmus oder frisches Obst als Beilage.

Variantenreiche Rührei-Muffins

Für 6 Stück

10 Min. + 15 Min. Backzeit

50 g Manchego • 2 Eier • 50 g Schafquark • 2 Tassen fein gewürfeltes Gemüse nach Belieben, z. B. Paprikaschote, Zucchini, Champignons, Brokkoli • Gewürze nach Geschmack: Salz, Galgantwurzelpulver, Bertramwurzelpulver

- Backofen auf 160 °C (Umluft) vorheizen.
- Manchego fein reiben.
- In einem hohen Rührgefäß Eier, Käse und Quark verquirlen. Das Gemüse hinzugeben und mit den Gewürzen abschmecken.
- Muffinförmchen ungefähr zur Hälfte mit der Mischung befüllen und 15 Min. backen, bis die Muffins leicht gebräunt sind.

Tipp Die Muffins schmecken auch am nächsten Tag kalt hervorragend.

Tropisches Porridge

Für 1 Portion
5 Min. + 5 Min. Kochzeit

- 1 kleine Tasse kernige Haferflocken
- 2 EL Kokosraspel
- 1 EL Cashewmus
- 2 EL gehackte Mandelkerne, plus etwas mehr zum Garnieren
- 1 EL Leinsamenschrot
- ½ Mango
- ½ Birne
- Gewürze: je ½ TL Zimt, Galgantwurzelpulver, Bertramwurzelpulver
- 2–3 EL Kokosmilch
- 2 EL Cashewkerne
- etwas Agavendicksaft (nach Belieben)
- ggf. 1 EL veganes Erbsenproteinpulver, wenn du deinen Eiweißanteil noch steigern möchtest (du kannst z. B. das von mir entwickelte Vegane Protein von Maxxprosion verwenden – ich empfehle die Geschmacksrichtung Vanille)

- Haferflocken, Kokosraspel, Cashewmus, Mandeln, Leinsamen in einen kleinen Topf geben und 2 Min. leicht anrösten, bis die Haferflocken einen leichten Röstgeruch verströmen.

- In der Zwischenzeit Mango schälen und den Stein entfernen, Birne waschen und beides in kleine Würfel schneiden.

- Obst, Gewürze und Kokosmilch zugeben und für weitere 2–3 Min. köcheln lassen. Zwischendurch umrühren und ggf. noch etwas Kokosmilch zugeben, wenn die Mischung nicht saftig genug ist.

- Falls verwendet, zum Schluss Proteinpulver unterrühren, nach Belieben mit ein paar gehackten Mandeln und Cashewkernen garnieren sowie mit Agavendicksaft süßen.

Tipp Du kannst auch ein anderes Nussmus verwenden. Als Früchte passen auch gut Ananas, Pfirsich oder Nektarine.

Life Changing Bread

Für ca. 20 Scheiben

5 Min. + 2 Std. Quellzeit + 50 Min. Backzeit

350 ml stilles Wasser • 3 EL Kokosöl • 130 g Sonnenblumenkerne • 150 g kernige (bei Bedarf glutenfreie) Haferflocken • 100 g Leinsamenschrot • 60 g gemahlene Haselnusskerne • 2 EL Chiasamen • 4 EL Flohsamenschalenpulver • Gewürze: 1 TL Salz, je ½ TL Galgantwurzelpulver, Bertramwurzelpulver, Anis, Fenchel-, Kümmelsamen

- Eine Kastenform einfetten.

- Alle Zutaten mischen und in die Form geben, dabei die Masse schön festdrücken, damit das Brot später nicht auseinanderfällt, und 2 Std. quellen lassen.

- Den Backofen auf 180 °C (Umluft) vorheizen.

- Den Teig mit Wasser besprühen, 25 Min. backen, in der Form wenden und weitere 25 Min. backen.

- Vor dem Anschneiden auskühlen lassen.

Tipp Dieses Proteinbrot steckt voller hochwertiger Inhaltsstoffe und Eiweiß. Es ist auch abends als Brotzeit oder Beilage zu Suppe, Eintopf oder Kohlenhydrat-Mahlzeiten geeignet.

Universeller Quarkdip

Für 2 Portionen

5 Min.

250 g Schafjoghurt oder Schafquark • 1 EL Leinöl • 1 EL frisch gehackter Schnittlauch oder andere Gartenkräuter • Gewürze: Salz, Galgantwurzelpulver, Bertramwurzelpulver, Schabziger Klee, Thymian

- Alle Zutaten in einer Schüssel verrühren.

Tipp Wenn du magst, kannst du den Dip mit einer fein zerdrückten Avocado und 100 g fein zerdrücktem Feta vermischen und hast damit meine beliebte »Quarkamole« gezaubert.
Ich kombiniere diesen Quarkdip oder die Quarkamole zu Brot, Gemüsesticks oder auch zu gedünstetem Gemüse, da er eine tolle proteinreiche Bereicherung darstellt.

Pfiffige Poké Bowl

Für 1 Portion
10 Min.

- 3–5 Gemüsesorten nach Wahl, in mundgerechte Stücke geschnitten und nach Bedarf schonend gegart (je ca. ½ Tasse), z. B. Artischocke, Aubergine, Bambussprossen, Blumenkohl, Brechbohnen, Brokkoli, frische Champignons, Chicorée, Feldsalat, Fenchel, grüne Erbsen, Gurke, Kaiserschoten, Kohl, Kopfsalat, Paprikaschote, Oliven, Pak Choi, Rosenkohl, Rote Bete, Rucola, Sellerie, Spargel, Zucchini, Spinat.
- 1 Proteinquelle nach Wahl, z. B. 2 hartgekochte Eier, 100 g Tempeh, 125 g Räucherlachs in Scheiben, 150 g Putenbrust, 100 g Fetakäse, 100 g Kichererbsen oder weiße Bohnen
- Topping nach Belieben, z. B. gehackte Nüsse, gehackte Kräuter, Sprossen, Nori-Flocken

Für das Basisdressing:

- 2 EL Olivenöl
- 1 EL Leinöl
- 1 EL Zitronensaft
- Gewürze nach Belieben, z. B. Salz, Galgantwurzelpulver, Bertramwurzelpulver
- 1 EL Dijonsenf oder etwas Honig sowie Kräuter zum Verfeinern (nach Belieben)

- Gemüse in eine Salatschüssel geben.

- Proteinquelle bei Bedarf zubereiten (Fleisch würfeln und scharf anbraten, Hülsenfrüchte nach Packungsanweisung garen). Dann in mundgerechte Stücke schneiden und dazugeben.

- Mit Topping garnieren.

- Für das Dressing Öl und Zitronensaft (sowie ggf. Senf oder Honig) mischen und nach Belieben würzen. Dressing über den Salat geben.

Tipp Bei der Poké Bowl geht es immer auch um die optimale Telleraufteilung. Wenn man sie beachtet, kann man unterschiedliche Gemüsesorten und Proteinquellen beliebig variieren. Ich liebe Bowls, weil sie so variantenreich sind und nie langweilig werden.
Ich gebe übrigens manchmal ein paar Stücke Melone, Heidelbeeren oder frische Erdbeeren in die Bowl oder ich brate das Gemüse oder ein paar Pilze an und gebe sie warm in die Bowl. Ich finde, das gibt ihr einen extra Pfiff.

Orientalisches Vindaloo-Curry

Für 2 Portionen

10 Min. + 15 Min. Kochzeit

- 1 Pak Choi
- 2 Stangen Staudensellerie
- 2 mittelgroße Möhren
- 1 mittelgroße Zucchini
- 5 große frische Champignons
- 1 frische Chilischote (nach Belieben)
- Gewürze nach Geschmack: je ½ TL Koriander, Zimt, Salz, Galgantwurzelpulver, Bertramwurzelpulver, je 1 TL Garam Masala, gemahlene Kurkuma, gemahlener Kreuzkümmel, 2 EL Currypulver
- 1 EL Kokosöl zum Braten
- 50 g Bambussprossen
- 100 g Kichererbsen (aus dem Glas)
- 1 Dose Kokosmilch
- 2–3 EL Misopaste
- 200 g Feta aus Schaf-/Ziegenmilch

- Gemüse und Pilze putzen und in kleine Würfel schneiden.
- Chili sehr fein schneiden und mit den Gewürzen 2 Min. in einer Pfanne ohne Öl leicht rösten.
- Dann Kokosöl zufügen und 1 Min. im Öl braten.
- Gemüse zugeben und mit den Sprossen in die Pfanne geben. Für 2 Min. mit anbraten.
- Kichererbsen, Kokosmilch und Miso hinzugeben und bei geschlossenem Deckel ca. 15 Min. leise köcheln lassen.
- 2 Min. vor Ende der Kochzeit zerbröselten Fetakäse zum Gemüse geben, umrühren und zusammen fertig köcheln.

Tipp Du kannst das Gemüse beliebig variieren, das macht dieses Gericht zu einem wandelbaren Begleiter für die basenüberschüssige Ernährung.
Brauchst du mehr Energie, kannst du dazu etwas Quinoa essen (gründlich waschen und nach Packungsanweisung garen, Kochzeit ca. 15 Min.).

Klassische Gemüsepfanne

Für 1 Portion
15 Min. + 40 Min. Kochzeit

- 1 EL Pinienkerne
- 1 EL Kokosöl
- 2 Tassen gewürfeltes Gemüse nach Belieben, z. B. 1 mittelgroße Zucchini, 1 Tasse Brokkoli, ½ Rote Bete, 4 Rosenkohlröschen
- 2 EL frische gehackte Kräuter
- Gewürze nach Geschmack: Salz, Galgantwurzelpulver, Bertramwurzelpulver
- Proteinquelle nach Wahl: 150 g Putenbrust oder 125 g Fisch oder 2 Eier oder 150 g Feta

Für die Sauce:

- 2 EL vegane Butter
- 2 EL Dinkelmehl
- 100 ml Gemüsebrühe (ohne Zucker und Zusätze)
- 100 ml Mandelsahne (ohne Zusätze)
- Gewürze nach Geschmack: Salz, Galgantwurzelpulver, Bertramwurzelpulver

● Falls frische Rote Bete verwendet wird, diese schälen und in 30 Min. bissfest kochen.

● Pinienkerne ohne Fett in einer Pfanne braun anrösten und herausnehmen.

● Kokosöl in die Pfanne geben, Gemüse zufügen und 10 Min. scharf anbraten. Mit Kräutern und Gewürzen abschmecken.

● In der Zwischenzeit die gewählte Proteinquelle zubereiten – Fleisch würfeln und anbraten, Fisch dünsten, Eier hartkochen oder als Spiegelei oder Rührei braten, Feta pur lassen oder in Mandeln paniert leicht anbraten.

● Für die Sauce Butter in einem kleinen Topf zerlassen, Mehl einrühren und nach und nach Brühe und Mandelsahne hinzufügen. Ständig umrühren, damit keine Klumpen entstehen und die Sauce nicht anbrennt. Mit Salz, Galgantwurzelpulver und Betramwurzelpulver nachwürzen. Alles auf einem Teller anrichten und mit den Pinienkernen bestreuen.

Tipp Je nach Geschmack kannst du die Sauce mit 1 EL Dijonsenf würzen.

Würzige Gemüsespaghetti mit Linsenbolognese

Für 2 Portionen

15 Min. + 3 Stunden Quellzeit + 30 Min. Kochzeit

- 50 g braune Linsen
- 1 Schalotte oder rote Zwiebel
- 2 Frühlingszwiebeln
- 2 frische Champignons
- 1 Knoblauchzehe
- 1 EL Olivenöl
- 2 Stangen Staudensellerie
- 2 Möhren
- 1 rote Paprikaschote
- 400 ml heißes stilles Wasser
- 2 TL Gemüsebrühe
- 1 Kohlrabi
- 2 mittelgroße Zucchini
- Gewürze: Salz, Galgantwurzelpulver, Bertramwurzelpulver
- 50 g geriebener Manchego (nach Belieben)

Linsen gründlich waschen und mindestens 3 Std. (oder über Nacht) in Wasser einweichen. Danach gründlich abwaschen und ca. 15 Min. weich kochen.

In der Zwischenzeit Zwiebel und Frühlingszwiebeln hacken, Pilze in Scheiben schneiden, Knoblauch mit einem Messer platt drücken und beiseitestellen.

In einer Pfanne das Olivenöl erhitzen und Zwiebel und Pilze darin scharf anbraten.

Knoblauch pressen und zufügen.

Dann Sellerie, Möhren und Paprika würfeln, zugeben und ca. 2 Min. mit anbraten.

Gemüsebrühe mit Wasser vermengen, 300 ml davon angießen und das Gemüse in der Brühe weitere 10 Min. köcheln lassen, bis es weich wird.

Währenddessen Kohlrabi schälen und Zucchini und Kohlrabi in sehr feine Streifen schneiden oder mit einem speziellen Spiralschneider zu Gemüsespaghetti verarbeiten.

Die Gemüsespaghetti in einer zweiten Pfanne in etwas Öl ca. 2 Min. anschwitzen, dann mit den restlichen 100 ml Gemüsebrühe ca. 5 Min. weich kochen.

Wenn das Gemüse fertig ist, die Linsen zufügen und die Mischung mit dem Pürierstab pürieren. Nach Belieben würzen.

Bolognesesauce über die Nudeln geben und nach Belieben mit geriebenem Manchego garnieren.

Tipp Du kannst vorgekeimte Linsen verwenden, dann geht es schneller.

Indische Gemüsesuppe

Für 2 Portionen

10 Min. + 15 Min. Kochzeit

- 50 g Kichererbsen (aus dem Glas)
- 1 Knoblauchzehe
- 80 g rote Linsen
- 800 ml stilles Wasser
- 200 g Süßkartoffeln
- 100 g Möhren
- 200 g Blumenkohl
- 100 g Brokkoli
- 1 EL frisch geriebener Ingwer
- 2 EL Kokosöl
- Gewürze: Salz, ½ TL Garam Masala, 1 + 1 TL Currypulver, 1 TL Kurkuma, ½ + ½ TL gemahlener Kreuzkümmel, ½ TL Zimt, ½ TL Galgantwurzelpulver, ½ TL Bertramwurzelpulver
- 100 ml Kokosmilch
- 1 EL Saft von einer Bio-Zitrone
- 2 EL Kichererbsenmehl
- 1 Bund frischer Koriander, grob gehackt

- Kichererbsen abtropfen lassen.
- Knoblauch schälen und mit einem Messer platt drücken, beiseitestellen.
- Linsen abspülen, in einem großen Topf mit Wasser aufkochen lassen und ca. 10 Min. köcheln lassen.
- Kartoffeln schälen und in kleine Würfel schneiden. Möhren putzen und fein reiben. Blumenkohl und Brokkoli in feine Röschen teilen, Stiele fein würfeln.
- Kichererbsen, Kartoffeln und Möhren zu den Linsen geben und alles noch 10 Min. kochen.
- In der Zwischenzeit Knoblauch pressen, 1 EL Kokosöl in einer Pfanne erhitzen und die Gewürze (1 TL Curry und ½ TL Kreuzkümmel zurückbehalten) einschließlich Ingwer und Knoblauch 1 Min. darin anrösten. Dann mit Kokosmilch ablöschen.
- Nach 10 Min. Kochzeit den Pfanneninhalt zu den Linsen geben und mit Zitronensaft und Salz abschmecken.
- Den restlichen Curry und Kreuzkümmel, etwas Salz und Kichererbsenmehl in einer Schüssel vermengen. Blumenkohl- und Brokkoliröschen darin panieren und mit 1 EL Kokosöl in der Pfanne goldbraun anbraten.
- Suppe in Schälchen anrichten, panierte Röschen hineingeben und mit Koriander garnieren.

Tipp Du kannst statt Süßkartoffeln auch Kartoffeln, Okraschoten oder Topinambur verwenden.

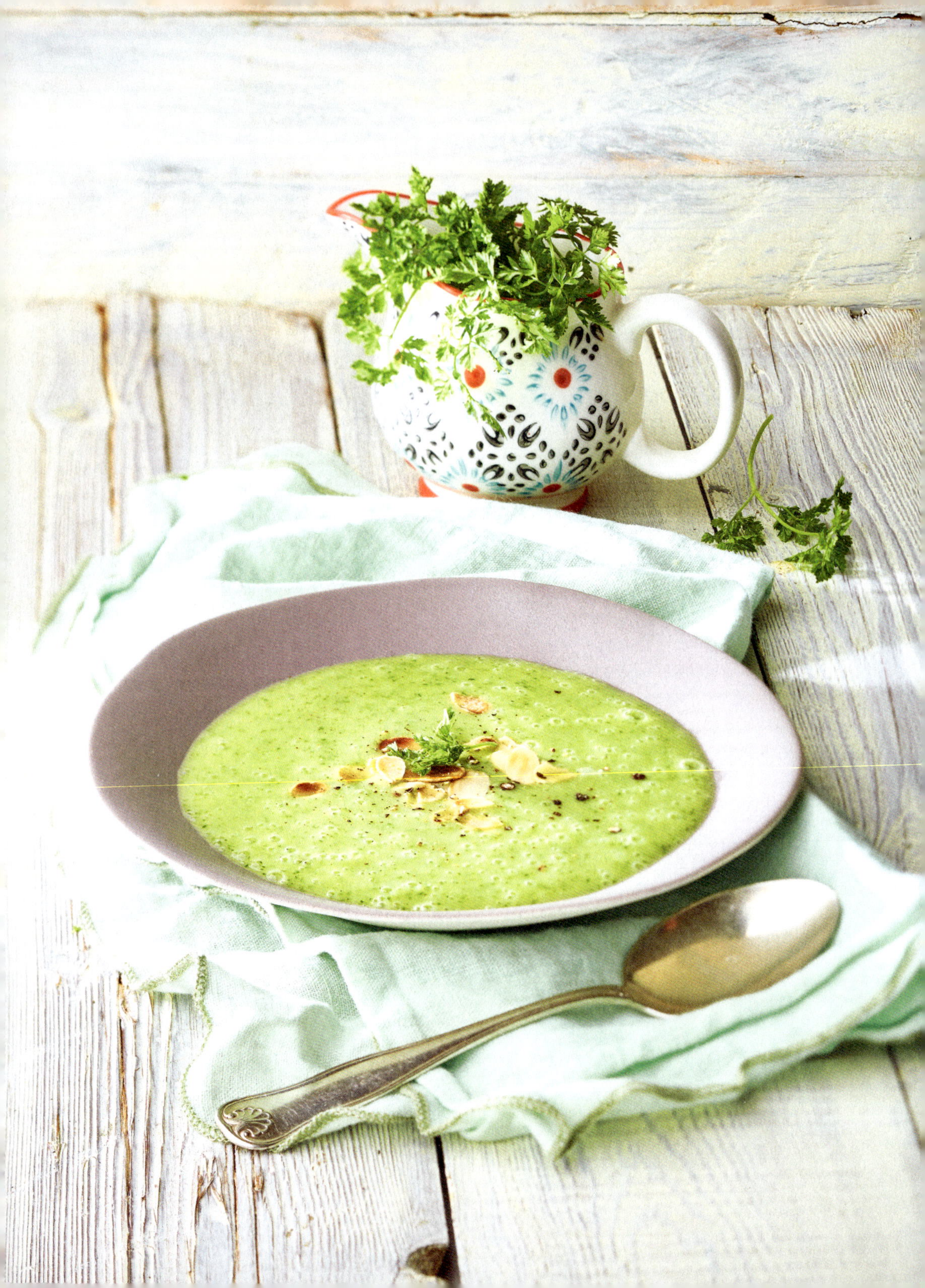

Schmackhafte Brokkolisuppe

Für 3–4 Portionen
10 Min. + 15 Min. Kochzeit

- 1 Knoblauchzehe
- 4 EL Mandelblättchen
- 1 große Pastinake
- 1 Möhre
- 100 g frischer Grünkohl
- 1 EL Olivenöl
- 1 Brokkoli (ca. 500 g)
- 800 ml stilles Wasser
- 2 TL Misopaste
- 1 EL Sojasauce
- Gewürze nach Belieben: z. B. Salz, Galgantwurzelpulver, Bertramwurzelpulver, gemahlener Kreuzkümmel, geriebene Muskatnuss
- 2 EL frische Petersilienblätter

- Knoblauch schälen und mit einem Messer platt drücken und beiseitestellen.

- Mandeln in einer Pfanne ohne Fett goldbraun rösten, auf einen Teller geben und zum Abkühlen beiseitestellen.

- Pastinake und Möhre würfeln, Grünkohl in feine Streifen schneiden.

- Olivenöl in einer großen Pfanne erhitzen, Knoblauch pressen, mit Pastinake, Möhre und Grünkohl hineingeben und 3 Min. scharf anbraten.

- Brokkoli in feine Röschen teilen, den Stiel fein würfeln.

- Gemüse mit Wasser ablöschen, Misopaste und Sojasauce einrühren, würzen und ca. 10 Min. köcheln lassen.

- Brokkoli zugeben und weitere 5 Min. mitköcheln.

- Alles fein pürieren, sodass die Suppe aufschäumt, und nochmals abschmecken. Petersilienblätter von Hand klein zupfen. Die Suppe mit Petersilie und gerösteten Mandeln garnieren.

Tipp Dazu passt als Proteinquelle hervorragend das Life Changing Bread (Seite 138). Mit diesem kannst du jede Gemüsesuppe um eine hochwertige Proteinquelle ergänzen und eine ausgewogene Telleraufteilung schaffen.

Blumiger Löwenzahn-Mango-Salat

Für 2 Portionen

15 Min. + 6 Min. Röst- und Grillzeit

1 EL Pinienkerne • 3 EL Mandelblättchen • 1 Mango • 1 reife Avocado • ½ TL Abrieb und 1 TL Saft von 1 Bio-Zitrone • 2 EL Olivenöl • 1 EL Sojasauce • 50 ml Mandelsahne • 1 TL Mandelmus • 1 TL Dijonsenf • etwas Agavendicksaft (nach Belieben) • Gewürze: Salz, Galgantwurzelpulver, Bertramwurzelpulver • 100 g Löwenzahn, gewaschen • 100 g Feldsalat, gewaschen • 100 g Feta aus Schaf- oder Ziegenmilch

- Pinienkerne und Mandeln in einer Pfanne ohne Öl anrösten.

- Mango in lange Spalten schneiden und in einer Grillpfanne von beiden Seiten grillen.

- Avocado in feine Scheiben schneiden.

- Für das Dressing Zitronenabrieb und -saft mit Olivenöl, Sojasauce, Mandelsahne, Mandelmus, Senf und Sirup verquirlen und mit den Gewürzen abschmecken.

- Löwenzahn und Salat damit vermischen, auf einen Teller geben, Mango darauf verteilen, Feta darüberbröseln. Avocado daneben anrichten. Mit Mandeln und Pinienkernen garnieren.

Kichererbsen-Fenchel-Aprikosen-Salat

Für 2 Portionen

10 Min.

200 g Kichererbsen (aus dem Glas) • 1 Fenchelknolle • 6–10 frische Aprikosen • Saft von 1 Bio-Orange • Saft von 1 Bio-Zitrone • 1 EL Leinöl • 3 EL Olivenöl • 1 EL Dijon-Senf • 1 El Agavendicksaft • Gewürze: Salz, gemahlener Koriander, Galgantwurzelpulver, Bertramwurzelpulver

- Kichererbsen abtropfen lassen.

- Fenchel und Aprikosen in kleine Stücke schneiden und in eine Schüssel geben. Kichererbsen untermischen.

- Orangen-, Zitronensaft, beide Öle, Senf, Sirup und Gewürze zu einem Dressing verquirlen und über den Salat geben.

Tipp Man kann den Salat auch mit 1 Handvoll gerösteten Pinienkernen und grob gehackten Cashewkernen oder frischen Kräutern wie Koriandergrün, Minze und/oder Zitronenmelisse aufpeppen. Lecker schmecken auch Schafskäse, Orangenfilets oder etwas Feldsalat darin. Oder auch alles zusammen!

Wandelbarer Gemüseauflauf

Für 2 Portionen
5 Min. + 20 Min. Backzeit

200 g Feta • 4 Eier • 200 g Schafquark • 2 EL frische gehackte Kräuter • Gewürze nach Geschmack: ½ TL Salz, ½ TL Galgantwurzelpulver, ½ TL Bertramwurzelpulver • etwas Kokosöl für die Form • 600 g Gemüse nach Belieben, z. B. Paprikaschote, grüne Erbsen, Zucchini, Möhren, Champignons • 1 EL Pinienkerne

- Ofen auf 185 °C (Umluft) vorheizen. Eine große Auflaufform mit Öl ausstreichen.
- Feta in einer Schüssel mit einer Gabel zerdrücken. Eier und Schafquark untermischen und gut vermengen.
- Kräuter und Gewürze unterheben.
- Die Masse in die Form geben und 10 Min. backen, bis sie leicht stockt.
- In der Zwischenzeit Gemüse putzen und würfeln und mit den Pinienkernen auf der Masse verteilen und weitere 10 Min. backen.

Tipp Diesen Auflauf kann man unendlich variieren. Kochst du für die ganze Familie, kannst du zwei Formen verwenden und unterschiedliche Gemüsesorten nehmen.

Mahlzeitenersatzshake »Mega Mango«

Für 1 Portion
5 Min.

200 g Mango • 20 g Erbsenproteinisolat, z. B. Veganes Protein von Maxxprosion, Geschmacksrichtung Vanille • 2 EL Haferflocken • ca. 300 ml Kokoswasser oder Haferdrink • 1 EL Leinöl • Gewürze nach Belieben: z. B. ein ¼ TL Zimt und je 1 Msp. gemahlener Kardamom, gemahlene Gewürznelken, gemahlene Kurkuma

- Mango in grobe Stückchen schneiden.
- Alle Zutaten in einen Mixer oder Smoothie-Maker geben und auf hoher Stufe kurz fein pürieren.

Tipp Du kannst diesen Shake auch mit Banane, Erdbeeren, einer Beerenmischung oder Aprikosen zubereiten.

Die Entlastungstage

Die Rezepte für die Entlastungstage können zugleich für die Aufbautage und den sanften Kostaufbau Verwendung finden.

Anders als bei den Rezepten für die basischen Vorbereitungswochen ist hier der Kohlenhydratanteil auf dem Teller etwas höher und die Auswahl der Lebensmittel konzentriert sich auf sehr leichte, gut verdauliche, basenüberschüssige, vegane Lebensmittel.

Ich setze gerne auch auf Zubereitungsvarianten, die dem Körper Arbeit abnehmen, weil Zutaten beispielsweise schon püriert sind.

Natürlich können die Rezepte in dieser Rubrik auch in den Wochen vor den Entlastungstagen oder im »normalen Leben« zum Einsatz kommen. Achte dann bitte darauf, dass du einen vernünftigen Proteinanteil und ausreichend gesunde Fette dazunimmst, zum Beispiel ein paar zusätzliche Nüsse, ein Ei oder andere Eiweißquellen.

Entlastungsfrühstück 1: Brotzeit

Für 1 Portion

5 Min.

1/8 Gurke • 1/2 Paprikaschote • 1 EL frisch gehackte Gartenkräuter oder Kresse • 2 Scheiben Life Changing Bread (Seite 138) • etwas vegane Butter • 1 Glas Gemüsesaft (z. B. aus Möhre, Roter Bete, Sauerkraut) • 1 Stück Obst nach Belieben, z. B. 1 Apfel oder 1 Handvoll Beeren • 2–3 Trockenpflaumen

- Gurke und Paprika würfeln und Kräuter hacken.
- Die Brotscheiben mit veganer Butter bestreichen und mit Gurke, Paprika und Kräutern beleben.
- Gemüsesaft und frisches Obst dazu servieren. Die Trockenpflaumen dazu gründlich kauen.

Tipp Du kannst bei Bedarf TK-Kräuter verwenden oder – noch besser – Löwenzahnblätter, Brennnesselblätter oder Giersch aus deinem Garten.

Entlastungsfrühstück 2: Frühstücksbrei

Für 1 Portion
10 Min.

½ säuerlicher Apfel • 100 g Möhren • 1 kleine, noch nicht sehr reife Banane (sie enthält mehr resistente Stärke und weniger Zucker) • 50 ml stilles Wasser • 1 EL Mandelmus • 25 g gemahlene Mandelkerne • 1 TL Rosinen • Gewürze: ½ TL gemahlener Zimt, je 1 Prise gemahlener Kardamom, Galgantwurzelpulver, Bertramwurzelpulver • 1 TL Mandelblättchen

- Apfel und Möhren in Stückchen, Banane in Scheiben schneiden.

- Ein paar Apfelstückchen und Bananenscheiben für die Deko beiseitestellen, den Rest mit Möhren, Wasser, Mandelmus, Mandeln, Rosinen und Gewürzen in einem Mixer oder einer Küchenmaschine zu einem Brei mixen.

- Brei anrichten und mit Obststückchen und Mandelblättchen garnieren.

Tipp Im Kühlschrank hält sich dieser Frühstücksbrei 2 Tage.

Entlastungsfrühstück 3: Chia-Erdbeer-Pudding

Für 1 Portion
5 Min. + 30 Min. Quellzeit

350 ml Reisdrink • 5 EL Kokosjoghurt • 1 EL Mandelmus • 3 EL Chiasamen • 1 TL Zimt • 1 TL Maca-Pulver • 1 TL Gerstengraspulver • 1 EL Kokosraspel • 1 EL gehackte Mandelkerne • 1 EL Haferflocken • 4 große Erdbeeren

- Reisdrink, Kokosjoghurt und Mandelmus verrühren.

- Chiasamen unterrühren und 10 Min. stehen lassen. Dann Zimt, Maca, Gerstengraspulver, Kokosraspel, Mandeln und Haferflocken unterrühren. Alles mindestens 30 Min. oder über Nacht quellen lassen.

- Kurz vor dem Verzehr Erdbeeren waschen, klein schneiden und untermischen.

Entlastungs-Smoothie

Für 1 Portion
5 Min.

500 ml stilles Wasser oder Kokoswasser • ½ Tasse frische oder gefrorene Beeren (z. B. Heidelbeeren, Himbeeren, Brombeeren) • 2 Scheiben frische Ananas • ¼ Gurke • 1 EL frisch gepresster Zitronensaft • 1 TL Chiasamen • 1 TL Leinöl • 2 EL Mandelmus • 3 Blätter Zitronenmelisse • Gewürze nach Geschmack: ½ TL gemahlener Zimt, ½ TL Vanillemark

- Alle Zutaten in einen Smoothie-Mixer geben und auf höchster Stufe kurz fein pürieren.

Tipp Du kannst mit unterschiedlichen Nussmus-Sorten experimentieren und die Beeren variieren.

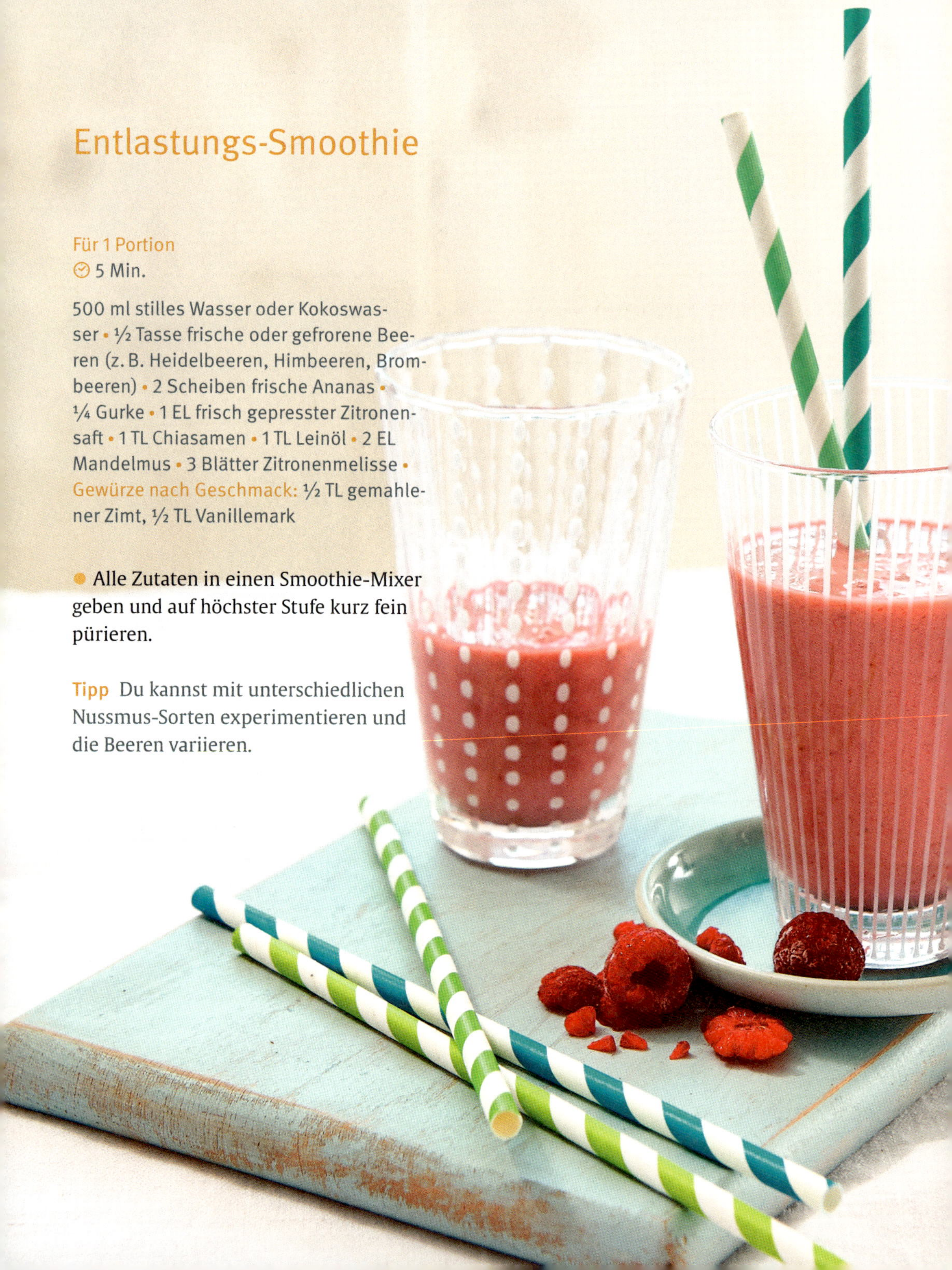

Entlastungs-Salat

Für 2 Portionen

10 Min. + 2 Min. Röstzeit

2 EL Pinienkerne • 3 EL gehackte Mandelkerne • 75 g Feldsalat • 75 g Rucola • 50 g Kichererbsen (aus dem Glas) • ¼ Gurke • ½ Paprikaschote • 2 EL frische Kresseblätter • 2 EL frisch gehackte Kräuter • 2 EL Olivenöl • 1 EL Leinöl • 1 EL Saft von 1 Bio-Zitrone • Gewürze: Salz, Bertramwurzelpulver, Galgantwurzelpulver

- Pinienkerne und gehackte Mandeln in einer Pfanne ohne Öl kurz braun anrösten, beiseitestellen.
- Salat und Kichererbsen in eine Schüssel geben.
- Gemüse in kleine Stücke schneiden und mit den Kräutern hinzufügen.
- Für das Dressing die Öle und Zitronensaft mischen und mit den Gewürzen abschmecken.
- Dressing und Pinienkerne sowie Mandeln über den Salat geben.

Tipp Du kannnst die Salatsorten je nach Belieben und Verfügbarkeit variieren.

Entlastende Gemüsesticks

Für 1 Portion

10 Min. + 25 Min. Kochzeit

100 g Pastinaken • 100 g Möhren • 100 g Kohlrabi • 2 Rosmarinzweige • 3 EL Olivenöl • 3 EL Yaconsirup • Gewürze: Salz, Galgantwurzelpulver, Bertramwurzelpulver

- Backofen auf 185 °C (Umluft) vorheizen und ein Backblech mit Backpapier auslegen.
- Gemüse schälen und in feine Stifte schneiden. In ausreichend Wasser ca. 5 Min. kochen.
- Rosmarinnadeln abzupfen.
- Die Gemüsestifte auf dem Backblech verteilen, gut würzen und mit dem Öl beträufeln. Rosmarin darüberstreuen und ca. 15 Min. im Ofen backen.
- Den Yaconsirup mit Gewürzen abschmecken und zu den Gemüsesticks reichen.

Tipp Du kannst alternativ etwas vegane Butter über die Gemüsesticks geben, dann werden sie saftiger.
Je nach Saison kannst du das Gemüse variieren. Süßkartoffeln, Zuckerrüben, Kürbis oder Schwarzwurzeln eignen sich auch hervorragend.

Entlastende Gemüsesuppe

Für 1 Portion

10 Min. + 20 Min. Kochzeit

150 g Süßkartoffeln • 150 g Möhren • 1 EL Kokosöl • 500 ml stilles Wasser • 1 TL salzfreie Gemüsebrühe • Gewürze und Kräuter: 1 Prise Salz, etwas Majoran und Thymian (getrocknet oder frisch) • 3 Stängel Petersilie • 2 EL Mandelmus

- Gemüse putzen und in Würfel schneiden.

- Kokosöl in einem großen Topf erhitzen, Gemüsewürfel darin 3 Min. scharf anbraten.

- Wasser zum Kochen bringen, Gemüsebrühe hineinrühren und damit das Gemüse ablöschen. Salz, Majoran und Thymian hinzugeben und ca. 20 Min. köcheln lassen.

- Petersilie fein hacken und mit dem Mandelmus kurz vor Kochende dazugeben.

- Suppe pürieren und nochmals abschmecken.

Tipp Du kannst als Gemüse auch Pastinake, Kürbis oder Kartoffel verwenden, je nach Saison.

Reinigende 9-Kräuter-Suppe (»Hexensuppe«)

Für 2 Portionen

10 Min. + 20 Min. Kochzeit

1 EL Kokosöl • 6 mittelgroße Kartoffeln • 3 große Möhren • 1 mittelgroße rote Zwiebel • 500 ml stilles Wasser • 2 TL salzfreie Gemüsebrühe • 1 Handvoll Frühlingskräuter, z. B. Giersch, Gundermann, Portulak, Zitronenmelisse, Kraut der Unsterblichkeit, Löwenzahn, Frauenmantel, Knoblauchrauke, Waldmeister, Brennnessel, Sauerampfer, Spitzwegerich • Gewürze: je ½ TL Salz, Galgantwurzelpulver, Bertramwurzelpulver

- Öl in einem großen Topf erhitzen. Gemüse klein schneiden und bei mittlerer Hitze 5 Min. darin unter Rühren anbraten.

- Wasser aufkochen, Gemüsebrühe einrühren und zum Gemüse geben. Alles zugedeckt 20 Min. köcheln lassen.

- Die Kräuter fein hacken und in den letzten 2 Min. der Kochzeit dazugeben (einige zum Garnieren beiseitelegen). Die Suppe pürieren und mit den restlichen Kräutern garnieren.

Tipp Diese Suppe wird häufig rund um die Walpurgisnacht am 1. Mai als sogenannte »Hexensuppe« zubereitet. Sie soll durch die reinigende und heilende Kraft der Kräuter wahre Wunderkräfte verleihen …

Entlastender Avocado-Grapefruit-Salat

2 Portionen
10 Min. + 15 Min. Kochzeit

100 g Quinoa • 1 EL Pinienkerne • 1 Avocado • 2 Frühlingszwiebeln • 1 EL Kresse • 1 Grapefruit • 1 EL Zitronensaft • 2 EL Olivenöl • 1 TL Leinöl • 1 TL Dijonsenf • Gewürze: Salz, Galgantwurzelpulver, Bertramwurzelpulver

- Quinoa waschen und nach Packungsanweisung in Salzwasser gar köcheln.
- Pinienkerne in einer Pfanne ohne Öl goldbraun rösten.
- Avocado schälen und in feine Scheiben schneiden. Frühlingszwiebeln in feine Ringe schneiden, Kresse waschen.
- Grapefruit schälen und klein schneiden. Saft auffangen und in eine Schüssel geben.
- Grapefruit-, Zitronensaft, Öl und Senf zu einem Dressing vermischen und mit Gewürzen abschmecken.
- Quinoa, Avocado, Grapefruit, Frühlingszwiebeln, Kresse und Pinienkerne in die Schüssel geben, alles vermengen.

Tipp Dazu passt als Proteinquelle 1 Scheibe Life Changing Bread (Seite 138).

Asiatisches Reis-Congee (Reisbrei)

1 Portion
5 Min. + 2 Std. Kochzeit

50 g Klebreis (Basmati oder Jasmin) • 500 ml stilles Wasser • 50 g Honigmelone • 50 g Papaya • 1 EL Mandelmus • Gewürze: ½ TL gemahlener Zimt, etwas Galgantwurzelpulver • 2 EL gehackte Mandeln

- Reis gründlich waschen und mit Wasser aufkochen. 20 Min. im offenen Topf kochen, dann bei geschlossenem Deckel für mindestens 2 Std. (oder länger) auf kleiner Flamme köcheln lassen. Danach in ein Schälchen geben.
- In der Zwischenzeit Fruchtfleisch von Melone und Papaya in mundgerechte Stücke schneiden und beiseitestellen.
- Mandelmus, Gewürze und Mandeln unter den Reis rühren und gründlich vermischen.
- Obst zum Reisbrei geben.

Tipp Das gut bekömmliche Congee (sprich: Konschä) kannst du auch herzhaft zubereiten, z. B. mit herzhaften Gewürzen, Fenchel, Möhren, Brokkoli und Pinienkernen.

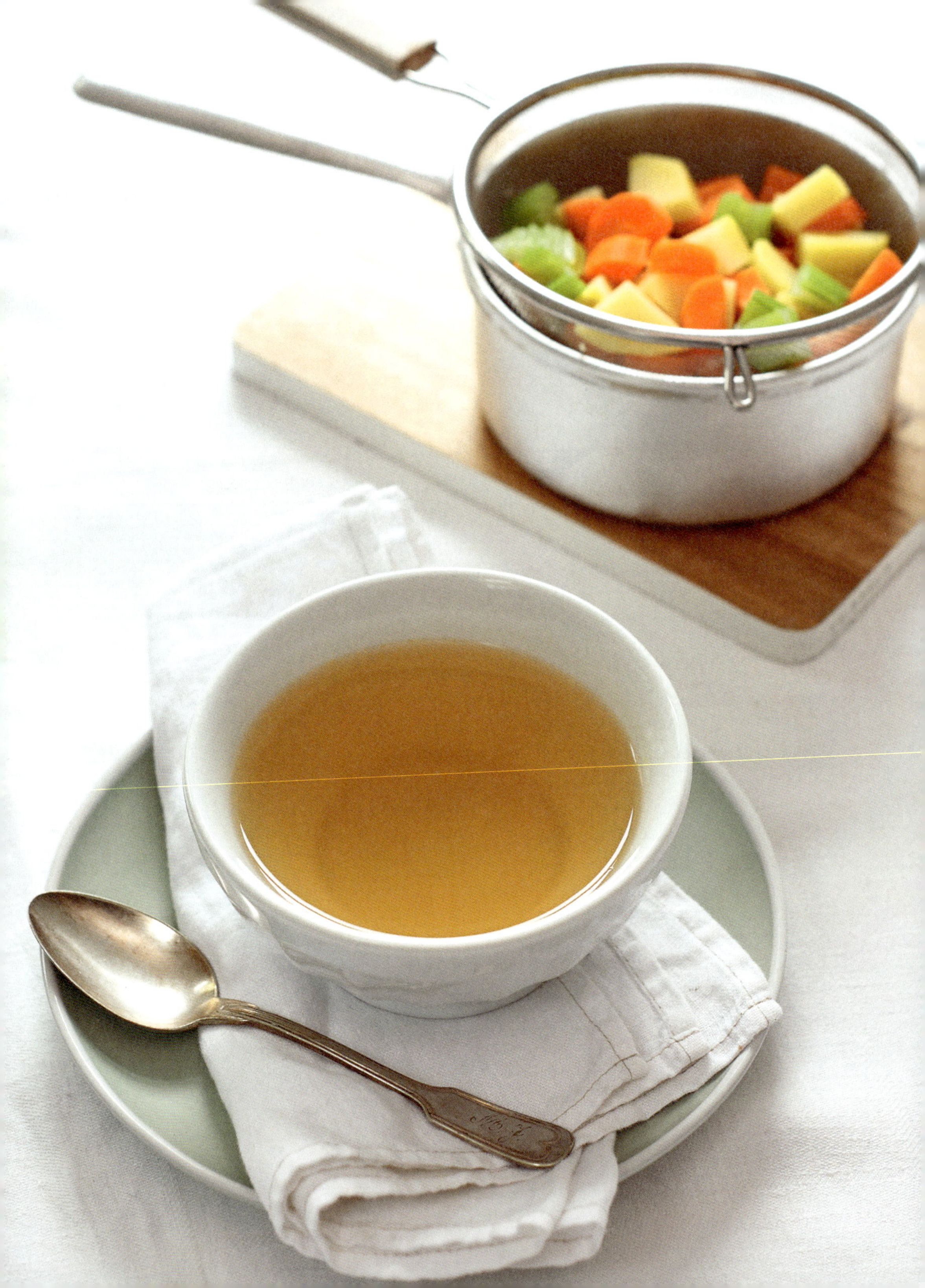

Schmackhafte Fastenbrühe

6 Portionen
15 Min. + 45 Min. Kochzeit

2 l stilles Wasser • ca. 1,2 kg gemischtes Gemüse, z. B. Kartoffeln, Möhren, Lauch, Petersilienwurzel, Pastinake, Sellerie • Gewürze und Kräuter nach Geschmack: z. B. je ½ TL Kümmel, Majoran, Muskat, Bohnenkraut, Petersilie, Thymian, Cenoviswürze (Achtung: kein Salz verwenden)

- Das Wasser zum Kochen bringen.

- Das Gemüse klein schneiden und mit den Gewürzen und Kräutern hineingeben und zugedeckt ca. 45 Min. leise köcheln lassen.

- Das Gemüse abseihen, es wird während der Fastenwoche nicht verwendet.

Tipp Du kannst die Brühe im Kühlschrank aufbewahren und während der Fastenwoche portionsweise entnehmen und erhitzen.
Die Einlage kannst du übrigens pürieren, einfrieren und während der Aufbautage daraus ein schmackhaftes Gemüsepüree herstellen.

Darmgesunder Fludding

Für 1 Portion
5 Min. + mind. 3 Std. Quellzeit

100 ml Apfelsaft • Saft von 1 Bio-Zitrone • 100 ml stilles Wasser • 2 EL Flohsamenschalenpulver • 1 Apfel

- Apfel-, Zitronensaft, Wasser und Flohsamenschalen in eine Dose, zu der es einen Deckel gibt, geben.

- Den Apfel schälen und auf einer Apfelreibe fein reiben. Ebenfalls in die Dose geben und die Mischung verrühren.

- Die Dose verschließen und für mindestens 3 Std. in den Kühlschrank stellen, bis eine wackelpuddingartige Konsistenz entsteht.

Tipp Der Fludding kann auf Vorrat produziert und 2 Tage kühl aufbewahrt werden. Viele Berufstätige nehmen den Fludding übrigens gerne als »Plan B« für den kleinen Energiekick zwischendurch mit zur Arbeit.

« Schmackhafte Fastenbrühe

Verwendete Literatur

Asokan, S., Emmadi, P., Chamundeswari, R.: Effect of oil pulling on plaque induced gingivitis: a randomized, controlled, triple-blind study. In: Indian Journal of Dental Research 2009; 20(1); S. 47–51.

Bedirli, A., et al.: Administration of Chlorella sp. microalgae reduces endotoxemia, intestinal oxidative stress and bacterial translocation in experimental biliary obstruction. In: Clinical Nutrition 2009; 28(6); S. 674–678.

Borovnyak, U, Pesina, E.: Fasten – Auszeit für Körper, Geist und Seele. München 2009.

Brubacher, D., et al.: Relationship between the rate of weight loss in a low calory diet (250 kcal/day) and age, body mass index, gender, and number of fasting cycles. In: Aktuelle Ernährungsmedizin 1999; 24; S. 138–142.

Buchinger O: Das Heilfasten. 24. Aufl., Stuttgart 2005.

Cahill, G. F. jr.: Starvation in man. In: Clinics in Endocrinology and Metabolism 1976; 5(2); S. 397–415.

Choy I., Y., Lee, C. D., Longo, V. D.: Nutrition and fasting mimicking diets in the prevention and treatment of autoimmune diseases and immunosenescence. In: Molecular and Cellular Endocrinology 2017; 455(Suppl. 1); S. 4–12.

Daunderer, M.: Gifte im Alltag. 3. Aufl., München 2011.

Ditschuneit, H.: Der Stoffwechsel bei Fettsucht und bei komplettem Fasten. In: Ernährung & Medizin 1971; 8; S. 169–177.

Ditschuneit, H, Wechsler, J. E.: Das modifizierte Fasten. Baden-Baden 1981.

Ditschuneit, H., Wechsler J. G. (Hrsg.): Ergebnisse der Adipositasforschung. Erlangen 1984.

Fahrner, H.: Fasten als Therapie. 2. Aufl., Stuttgart 1991.

Fischer-Reska, H., Hammering, A.: Entsäuerungs Revolution. München 2014.

Gräber, R.: Vitalität pur durch Heilfasten (eBook). 8. Aufl., 2010.

Gröber, U.: Mikronährstoffe. 3. Aufl., Stuttgart 2011.

Jenrich, P.: Die Grundregulation und der Einfluss von Schwermetallen auf den Organismus. In: Phönix Laboratorium GmbH (Hrsg.): Phönix Ausleitungskonzept. 2014; S. 1–4.

Jenrich, P.: Kontrollierte Praxisanwendung des Phönix Ausleitungskonzeptes. In: Phönix Laboratorium GmbH (Hrsg.): Phönix Ausleitungskonzept. 2014; S. 5–10.

Hafström, L., et al.: Effects of fasting on disease activity, neutrophil function, fatty acid composition and leucotriene biosynthesis in patients with rheumatoid arthritis. In: Arthritis and rheumatism 1988; 31(5); S. 585–592.

Huether, G., et al.: Long-term food restriction down-regulates the density of serotonin transporters in the rat frontal cortex. In: Biological Psychiatry 1997; 41(12); S. 1174–1180.

Kaleta, C., et al.: In Silico Evidence for Gluconeogenesis from Fatty Acids in Humans. In: PLOS Computational Biol 2001; 7(7); e1002116.

Kempe, C.: Mega-fit mit der Fastenwoche. Neue Power für Körper und Seele. 5. Aufl., München 2000.

Klepzig, H.: Otto Buchinger. Ein Leben für das Heilfasten. 1. Aufl., Friedrichshafen 2000.

Kuhn, C.: Immunologische Befunde vor und nach 21-tägigem Fasten. In: Ärztezeitschrift für Naturheilverfahren 1995; 8; S. 610–617.

Kuhn, C.: Fasten bei Rheumatoider Arthritis. In: Ärztezeitschrift für Naturheilverfahren 1988; 9; S. 702–714.

Kuhn C: Heilfasten. Freiburg 2003.

Lee, H., et al.: Hypoglycemic action of chlorella. In: Taiwan Yi Xue Hui Za Zhi 1977; 76(3); S. 272–276.

Leitzmann, C., et al.: Ernährung in Prävention und Therapie. Ein Lehrbuch. 3., vollst. überarb. und erw. Aufl., Heidelberg 2009.

Lischka, E., Lischka, N.: Lebenslust durch Fasten. Bad Brückenau 2005.

Longo, V. D., Mattson, M. P.: Fasting: molecular mechanisms and clinical applications. In: Cell Metabolism 2014; 19(2); S. 181–192.

López-Ojeda, W., Hurley, R. A.: Ketone Bodies and Brain Metabolism: New Insights and Perspectives for Neurological Diseases. In: The Journal of Neuropsychiatry and Clinical Neurosciences 2023; 35(2); S. 194–109.

Lützner, H.: Wie neugeboren durch Fasten. 8. Aufl., München 2004.

Lützner, H.: Fasten- und Ernährungstherapie, »Aktive Diätetik« – 40 Jahre Erfahrung. Norderstedt: Books on Demand 2009.

Lützner, H.: Fasten als Erlebnis, medizinische Intervention und

Therapie. In: Stange, R., Leitzmann, C.: Ernährung und Fasten als Therapie (eBook). Berlin 2010; S. 167–182.

Lützner, H.; Million, H.: Richtig essen nach dem Fasten. München 2015.

Matejka, R.: Ausleitende Therapieverfahren. Theorie und Praxis. 3. Aufl., München 2017.

Merchan, A. E., Andre, C. A.: A review of recent clinical trials of the nutritional supplement Chlorella pyrenoidosa in the treatment of fibromyalgia, hypertension, and ulcerative colitis. In: Alternative therapies in health and medicine 2001; 7(3); S. 79–91.

Michalsen, A., et al.: Prolonged fasting in patients with chronic pain syndromes leads to late mood-enhancement not related to weight loss and fasting-induced leptin depletion. In: Nutritional Neuroscience 2006; 9(5–6); S. 195–200.

Michalsen, A.: Ernährungstherapie und therapeutisches Fasten in der Naturheilkunde. In: Schweizerische Zeitschrift für Ganzheitsmedizin 2007; 19(5); S. 260–268.

Nakano, S., et al.: Chlorella pyrenoidosa supplementation reduces the risk of anemia, proteinuria and edema in pregnant women. In: Plant foods for human nutrition 2010; 65(1); S. 25–30.

Orfanos-Boeckel, H.: Nährstoff-Therapie. Stuttgart 2022.

Orfanos-Boeckel, H.: Nährstoff-Therapie. Der Praxis-Leitfaden. Stuttgart 2024.

Owen, O. E., et al.: Brain Metabolism during Fasting. In: The Journal of Clinical Investigation1967; 46(10); S. 1589–1595.

Pall, M.L.: Explaining »Unexplained Illnesses«: Disease Paradigm for Chronic Fatigue Syndrome, Multiple Chemical Sensitivity, Fibromyalgia, Post-Traumatic Stress Disorder, Gulf War Syndrome and Others. New York 2007.

Pall, M. L.: Teufelskreis NO/ONOO–Zyklus, oxidativer Stress, mitochondriale, inflammatorische und neurologische Dysfunktion. In: Umwelt–Medizin–Gesellschaft 2010; 23; S. 281–293.

Palmblad, J.: Fasting (acute energy deprivation) in man: Effect on polymorpho-granulocyte functions, plasma iron and serum transferring. Scandinavian Journal of Haematology 1976; 17(3); S. 217.

Paungger, J., Poppe, T.: Vom richtigen Zeitpunkt: Die Anwendung des Mondkalenders im täglichen Leben. München 2015.

Pischinger, A.: Das System der Grundregulation: Grundlagen einer ganzheitsbiologischen Medizin. Nachbearbeitet und herausgegeben von Hartmut Heine. 12., unv. Aufl., Stuttgart 2014.

Pschyrembel, W.: Pschyrembel Klinisches Wörterbuch. 269. Aufl., Berlin2023.

Ryu, N. H. et al.: Impact of daily Chlorella consumption on serum lipid and carotenoid profiles in mildly hypercholesterolemic adults: a double-blinded, randomized, placebo-controlled study. In: Nutrition Journal 2014; 1; S. 13–57.

Saleh, A. M., et al.: The nutritional quality of drum-dried algae produced in open door mass culture. In: Zeitschrift für Ernährungswissenschaften 1986; 24(4); S. 845–863.

Sander, F.: Der Säure-Basen-Haushalt des menschlichen Organismus. Stuttgart 1999.

Stange, R., Leitzmann, C.: Ernährung und Fasten als Therapie (e-Book). Berlin 2010.

Steiniger, J., Schneider, A., Rohde, J.: The vitality of obese patients after weight reduction by fasting. In: Forschende Komplementärmedizin und Klassische Naturheilkunde 2003; 10(1); S. 12–18.

Sumithran, P., et al.: Long-term persistence of hormonal adaptations to weight loss. In: New England Journal of Medicine 2017; 365(17); S. 1597–1604.

Uchikawa, T., et al.: The influence of Parachlorella beyerinckii CK-5 on the absorption and excretion of methylmercury (MeHg) in mice. In: The journal of toxicological science 2010; 35(1); S. 101–105.

Ursinus, L.: gesund & aktiv. Das Stoffwechselprogramm. 9. Aufl., Darmstadt 2015.

Ursinus, L.: Mein Blut sagt mir ... Labor ganzheitlich. Darmstadt 2015.

Ursinus, L.: Blutwerte ganzheitlich interpretieren. Darmstadt 2024.

Wilhelmi de Toledo, F., et al.: Leitlinien zur Fastentherapie. In: Forschende Komplementärmedizin und Klassische Naturheilkunde 2002; 9(3); S. 189–198.

Wilhelmi de Toledo, F.: Buchinger Heilfasten: Ein Erlebnis für Körper und Geist. Stuttgart 2006.

Wilhelmi de Toledo, F.: Physiologie des Fastens. In: Stange, R., Leitzmann, C.: Ernährung und Fasten als Therapie (eBook). Berlin 2010; S. 182–195.

Wilhelmi de Toledo, F.; Hohler, H.: Heilfasten. Die Buchinger-Wilhelmi-Methode für Körper und Seele. 2. Auflage, Stuttgart 2018.

Stichwortverzeichnis

Empfehlungen von Dr. rer. pol. Gabriela Hoppe

Als veganes Proteinpulver, das frei von Zucker und belastenden Stoffen ist, empfehle ich das von mir entwickelte vegane Erbsenproteinisolat von Maxxprosion, erhältlich unter www.maxxprosion.de. Dort findest du auch vegane Magnesiumkapseln mit drei organischen Magnesiumverbindungen sowie weitere hochwertige Nahrungsergänzungsmittel, die ich mit besonderem Fokus auf Verträglichkeit und Qualität entworfen habe.

Ich habe dir als Ergänzung zu meinen Empfehlungen in diesem Buch einen eigenen Downloadbereich eingerichtet, in den du dich mit dem Passwort »ichwillmehr« (ohne Anführungszeichen eingeben) einloggen kannst. Du findest den Zugang zum Downloadbereich über folgenden Link: www.fastenohnekrisen.de

Folgende Ressourcen findest du im Downloadbereich:

- 50 % vergünstigten Zugang zum Onlinekurs »Fasten ohne Krisen«, in dem ich dich gemeinsam mit Hypno- und Mentalcoach Melanie Dehnbostel Schritt für Schritt mithilfe von Videos, Checklisten, Plänen, Anleitungen, Rezepten, unterstützenden Hypnosen und FAQs nach meinem erfolgserprobten Konzept durch die Fastenwoche führe – die perfekte Ergänzung zum Buch!
- Mein E-Book »Meine 10 Goldenen Ernährungstipps« für eine gesunde alltagstaugliche Ernährung nach dem Fasten – für dich kostenlos zum Download!
- Zugang zum Onlinekurs »Die 10-Wochen-Challenge«, in der wir uns 10 Wochen lang jede Woche anhand unterhaltsamer Videos einen meiner Goldenen Ernährungstipps vornehmen und mit einer wöchentlichen Challengeaufgabe direkt in die Umsetzung gehen.
- Ein Gratis-Video, in dem ich das Intervallfasten genauer erkläre, damit du dir eine Meinung dazu bilden kannst, ob Intervallfasten für dich geeignet ist.
- Ein Bündel aus Übungen und Meditationen für Zielfindung, Motivation und die Stärkung deines Durchhaltevermögens
- Übung zur Zieldefinition
- Gedankenreise zur Zielschärfung
- Meditation »Glücksverstärker« (gratis)
- Meditation »Aufgeregte Gedanken beruhigen«
- 6 Atemübungen im Set
- Den Zugangslink zu der von mir betreuten gratis Online-Fasten-Community »Fasten ohne Krisen«
- Weiterführende Informationen zu mir, meinem Podcast, Präparateempfehlungen aus meiner Praxis sowie meinen Angeboten wie z. B. Mikronährstoffdiagnostik, maßgeschneiderte Ernährung und mehr. Komm für Feedback, Fragen und andere Anliegen in Kontakt über meine Praxisseiten www.gabriela-hoppe.de

Ich lade dich herzlich ein, meiner geschlossenen Facebookgruppe »Fasten ohne Krisen« beizutreten. Hier ist Raum für Austausch und auch ich lese regelmäßig mit und beantworte Fragen.

Bildnachweis

Quellen der Adobe-Stock-Bilder S. 4: © Olena/stock.adobe.com; S. 6: © Pixel-Shot/stock.adobe.com – edited by Thieme; S. 8: © contrastwerkstatt/stock.adobe.com – Stock photo. Posed by a model; S. 38: © Natalje Dietrich/stock.adobe.com – Stock photo. Posed by a model; S. 42: © contrastwerkstatt/stock.adobe.com – Stock photo. Posed by a model; S. 54: © nblxer/stock.adobe.com; S. 78: © Evrymmnt/stock.adobe.com; S. 92: © PhotoSG/stock.adobe.com – edited by Thieme; S. 107: © Patricia/stock.adobe.com; S. 111: © ricka_kinamoto/stock.adobe.com – edited by Thieme; S. 115: © Dulin/stock.adobe.com; S. 119: © Irina Bort/stock.adobe.com – edited by Thieme; S. 125: © norikko/stock.adobe.com – edited by Thieme; S. 132: © CHZU/stock.adobe.com

Bilder S. 99: © S. Schneider/Thieme; S. 104: © K. Oborny/Thieme; S. 108, 144: © M. Bergmann/Thieme; S. 128: © A. Rogge & J. Jankovic/Thieme; S. 150, 154: © S. Bütow/Thieme

Bibliografische Information der Deutschen Nationalbibliothek
Die Deutsche Nationalbibliothek verzeichnet diese Publikation in der Deutschen Nationalbibliografie; detaillierte bibliografische Daten sind im Internet über dnb.d-nb.de abrufbar.

Programmplanung: Uta Spieldiener
Projektmanagement: Elisa Salemi
Redaktion: Dr. Katrin Korch, Baden-Baden
Bildredaktion: Marie Crämer
Covergestaltung: © Thieme
Layout: CYCLUS · Visuelle Kommunikation, Stuttgart

Bildnachweis:
Bildnachweis Cover und Bild S. 3:
© Yevheniia/stock.adobe.com
Autorinnenfoto: Florian Petrow
Ausführlicher Bildnachweis S. 159
Zeichnungen: Susi Schaaf, Bellheim
Die abgebildeten Personen haben in keiner Weise etwas mit dem Thema zu tun.

1. Auflage 2025
© 2025. Thieme. All rights reserved.
TRIAS Verlag in Georg Thieme Verlag KG
Oswald-Hesse-Straße 50, 70469 Stuttgart

Satz und Repro: Fotosatz Buck, Kumhausen
Druck: AZ Druck und Datentechnik GmbH, Kempten

Gedruckt auf chlorfrei gebleichtem Papier
Printed in Germany

ISBN 978-3-432-12017-1
eISBN (ePub) 978-3-432-12018-8

1 2 3 4 5 6

Wichtiger Hinweis: Wie jede Wissenschaft ist die Medizin ständigen Entwicklungen unterworfen. Forschung und klinische Erfahrung erweitern unsere Erkenntnisse. Ganz besonders gilt das für die Behandlung und die medikamentöse Therapie. Bei allen in diesem Werk erwähnten Dosierungen oder Applikationen, bei Rezepten und Übungsanleitungen, bei Empfehlungen und Tipps dürfen Sie darauf vertrauen: Autoren, Herausgeber und Verlag haben große Sorgfalt darauf verwandt, dass diese Angaben dem Wissensstand bei Fertigstellung des Werkes entsprechen. Rezepte werden gekocht und ausprobiert. Übungen und Übungsreihen haben sich in der Praxis erfolgreich bewährt. Eine Garantie kann jedoch nicht übernommen werden. Eine Haftung des Autors, des Verlags oder seiner Beauftragten für Personen-, Sach- oder Vermögensschäden ist ausgeschlossen.

Das Werk, einschließlich aller seiner Teile, ist urheberrechtlich geschützt. Jede Verwendung außerhalb der engen Grenzen des Urheberrechtsgesetzes ist ohne Zustimmung des Verlages unzulässig und strafbar. Das gilt insbesondere für Vervielfältigung und Verbreitung in gedruckter Form, Übersetzung, Übertragung und Bearbeitung in andere Sprachen oder Fassungen sowie die Einspeicherung und Verbreitung in elektronischen Medienformen (z. B. CD-Rom, DVD, USB-Speicher, Datenbank, cloud-basierter Dienst, e-book und sonstige Formen des electronic publishing) und auch öffentlicher Zugänglichmachung (z. B. Internet, Intranet oder andere leitungsgebundene oder -ungebundene Datennetze), u. a. durch Wiedergabe auf stationären oder mobilen Empfangsgeräten, Monitoren, Smartphones, Tablets oder sonstigen Empfangsgeräten per Download (z. B. PDF, ePub, App) oder Abruf in sonstiger Form etc.

Marken, geschäftliche Bezeichnungen oder Handelsnamen werden nicht in jedem Fall besonders kenntlich gemacht. Aus dem Fehlen eines solchen Hinweises kann nicht geschlossen werden, dass es sich um einen freien Handelsnamen handelt.

Wo datenschutzrechtlich erforderlich, wurden die Namen und weitere Daten von Personen redaktionell verändert (Tarnnamen). Dies ist grundsätzlich der Fall bei Patient*innen, ihren Angehörigen und Freund*innen, z. T. auch bei weiteren Personen, die z. B. in die Behandlung von Patient*innen eingebunden sind.

Thieme Publikationen streben nach einer fachlich korrekten und unmissverständlichen Sprache. Dabei lehnt Thieme jeden Sprachgebrauch ab, der Menschen beleidigt oder diskriminiert, beispielsweise aufgrund einer Herkunft, Behinderung oder eines Geschlechts. Thieme wendet sich zudem gleichermaßen an Menschen jeder Geschlechtsidentität. Die Thieme Rechtschreibkonvention nennt Autor*innen mittlerweile konkrete Beispiele, wie sie alle Lesenden gleichberechtigt ansprechen können. Die Ansprache aller Menschen ist ausdrücklich auch dort intendiert, wo im Text (etwa aus Gründen der Leseleichtigkeit, des Text-Umfangs oder des situativen Stil-Empfindens) z. B. nur ein generisches Maskulinum verwendet wird.

FSC www.fsc.org
MIX
Papier | Fördert gute Waldnutzung
FSC® C008457

Unsere Umwelt ist uns wichtig!
Papier aus nachhaltigen und kontrollierten Quellen
Druck in Deutschland mit kurzen Lieferwegen
Druckereien mit hohen Ansprüchen an Ökologie

TRIAS, einer der führenden Ratgeberverlage im Bereich Gesundheit, gehört zur Thieme Gruppe, marktführender Anbieter medizinischer Fachinformationen und Services. Anspruch der Thieme Gruppe ist es, den im Gesundheitswesen tätigen Berufsgruppen sowie allen an Gesundheit Interessierten genau die Informationen und Angebote bereitzustellen, die sie in einer bestimmten Arbeitssituation oder Lebensphase benötigen. Durch die hohe Qualität und zielgruppenspezifische Relevanz der angebotenen Leistungen bereitet Thieme den Weg für eine bessere Medizin und mehr Gesundheit im Leben.

Thieme